GABRIELE ROSSBACH

Den Wald atmen

WINDPFERD

Wichtiger Hinweis: Die in diesem Buch beschriebenen Methoden sollen ärztlichen Rat und medizinische Behandlung nicht ersetzen. Die in diesem Buch vorgestellten Informationen sind sorgfältig recherchiert und wurden nach bestem Wissen und Gewissen dargestellt. Dennoch übernehmen Autorin und Verlag keinerlei Haftung für Schäden irgendwelcher Art, die direkt oder indirekt aus der Anwendung oder Verwendung der Angaben in diesem Buch entstehen. Sämtliche Informationen in diesem Buch sind für Interessierte zur Weiterbildung gedacht.

1. Auflage 2020

Layout: Marx Grafik & ArtWork
Fotos: Gabriele Rossbach und 123rf
Druck und Bindung: Grafik + Druck digital K.P. GmbH, München
Gedruckt auf 100 % Recycling-Papier

RECYCLED
Papier
FSC® C002390

Printed in Germany
ISBN 978-3-86410-227-2
www.windpferd.de

In Liebe für die Bäume, die ich kenne …

und für alle Bäume des Planeten

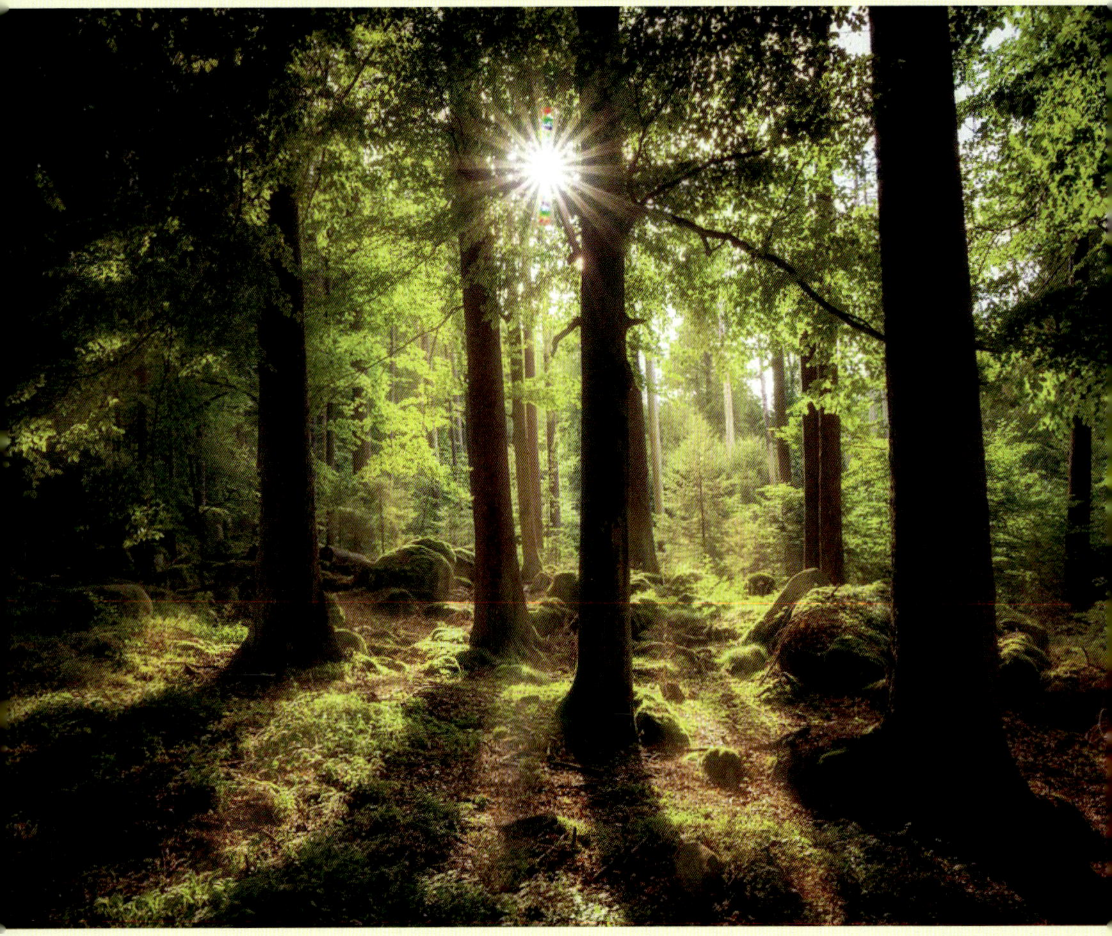

Inhalt

Vorwort

Wir gehen mit diesem Buch zusammen auf eine schöne und inspirierende Reise ins tiefe Grün der Natur, wir werden Freundschaften mit Bäumen schließen, die heilsame Waldluft auftanken und inneren Frieden in Meditationen mit Bäumen finden. Wer mag, energetisiert sich mit einer wohltuenden Yoga-Asana-Sequenz an seinem Lieblingsplatz.

Bei dieser gemeinsamen Expedition, versehen mit scharfer Beobachtungsgabe und Achtsamkeit, sind wir ein Team, liebe Leserin, lieber Leser, genau wie in einer Hatha-Yoga-Gruppe. Daher wähle ich das Du als Anrede, genauso wie in den herzlich ausgerichteten Yoga-Gruppen.

Du findest hier viele Meditationen, Atemmethoden und Yoga-Asanas und kannst diese sehr einfach auffinden, denn die Praxis ist farblich abgesetzt.

Ich wünsche dir viel Spaß beim Waldbaden, tiefe Regeneration und neue Lebensfreude!

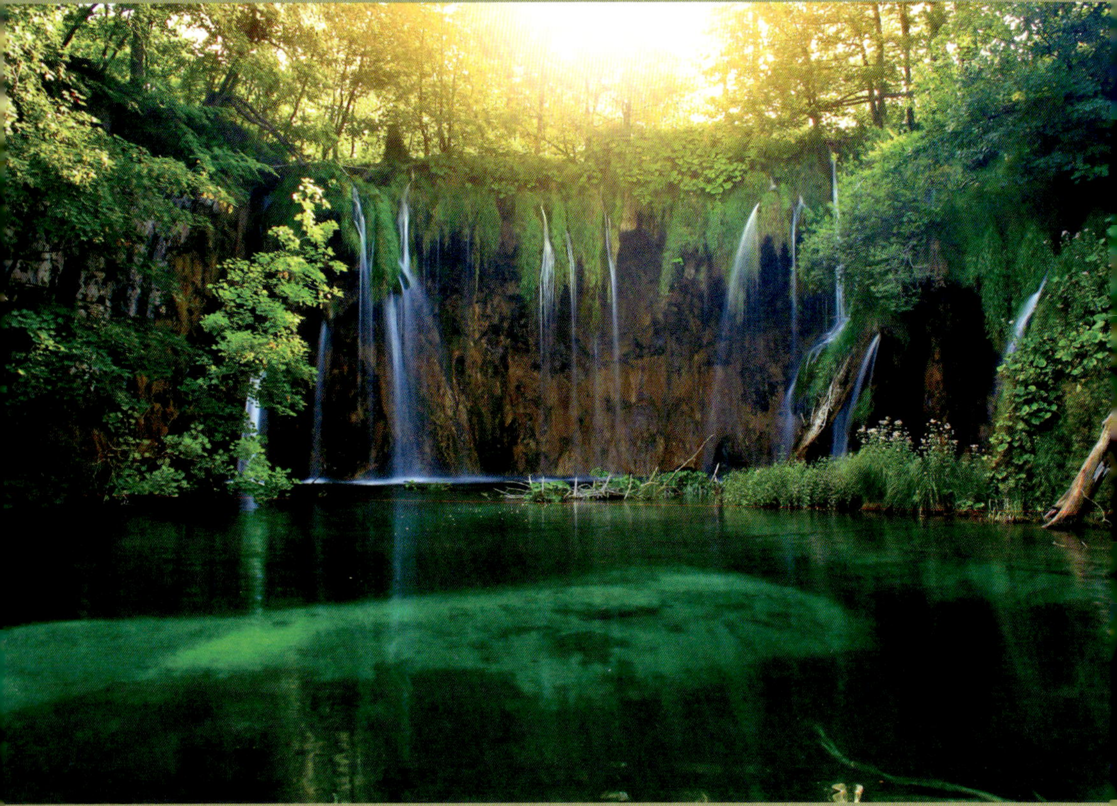

Heimweh

Kennst du das auch? Irgendwie fehlt etwas. Aber was? Da ist so eine unbestimmte Sehnsucht, so eine Art Appetit.

Vielleicht hole ich mir den dritten Cappuccino. Esse etwas Leckeres. Checke zum zwanzigsten Mal WhatsApp, Instagram, Twitter. Kurz was antworten. Ein Selfie machen. Verschicken. Nachrichten hören. Habe ich Likes bekommen? Den Tag verplanen – wen treffe ich heute?

Und doch ist es das alles nicht wirklich, was diesen subtilen Hunger stillen kann. Hunger? Worauf bloß ...?

Je mehr wir in den Tiefen des World Wide Web und der Social Media versinken, je mehr Reizüberflutung und Stress unseren Alltag füllen, desto mehr entsteht paradoxerweise dieses diffuse Gefühl von Leere, wie eine Art Heimweh. Kaum bewusst. Irgendein Mangel rumort in uns, nichts macht dauerhaft so richtig satt. Sehnsucht ist spürbar. Heimweh? Aber wonach?

Was wir alle zunehmend intuitiv erahnen, ist Heimweh nach unserem Ursprung, nach der Verbindung mit unserer wahren Heimat, der Natur. Für manche wird dieses Heimweh immer wieder spürbar als Fernweh. Fernweh zum Meer zum Beispiel. Denn das Meer lockt uns, weil es unser allerursprünglichstes Zuhause darstellt. Aus dem Meer ist alles Leben hervorgegangen.

Manche von uns fühlen wiederum eher die Sehnsucht nach den Bergen und wandern in luftige Höhen, hoch über die Baumgrenze hinaus, um der Stille und dem Frieden des Himmels nahe zu sein. Auch das ist unsere Heimat, das Luftelement, unsere wichtigste

Nahrungsquelle. Schließlich können wir wochenlang ohne feste Nahrung überleben und tagelang ohne Flüssigkeit. Aber ohne Luft? Nur wenige Minuten. Auf den Berggipfeln sind wir eins mit der Klarheit und puren Frische der Luft, eins mit dem Himmel.

Doch die direkteste Heimat des Menschen, unser Zuhause, ist eigentlich der Wald.

Das Grün der Natur hat uns Menschen mit Leben und Nahrung versorgt. Gerade in Europa ist der Wald unser unmittelbarstes Zuhause, denn dieser Kontinent war seit Jahrmillionen mit Wald bedeckt. Wälder und Bäume haben uns seit Urzeiten Schutz geboten, Nahrung und Wärme durch brennende Holzfeuer geliefert. Saftiges Grün, würzige Waldluft, Sauerstoff und Frische – das alles bietet uns der Wald. Wald kann noch viel mehr für uns sein: Heimat und Heilung für die naturentfremdete, reizüberflutete Seele.

Tausendmal bin ich früher im Wald unterwegs gewesen, ging dort spazieren, joggte, plauderte mit anderen oder achtete auf den Hund. Doch ich war in meinen Gedanken, in meiner Welt, in meiner Blase. Tatsächlich war ich damals kein einziges Mal wirklich im Wald. Natürlich hat so ein Waldspaziergang gutgetan, aber ich hätte genauso auch durch eine hübsche Kulisse mit Sauerstoffzufuhr laufen können.

Der echte Kontakt mit dem Wald ist etwas anderes. Im Wald mit Körper und Seele zu „baden" verschmelzt uns mit der Naturkraft und stillt unsere Sehnsucht, den subtilen Hunger und unser Heimweh. Das geschieht auf eine ungeahnt schöne und vertraute Weise. Die innige Verbindung mit der Natur heilt, schenkt uns Kraft, Frische und Gesundheit.

Dieses Buch ist eine Einladung an dich zu einer heilsamen, meditativen Beziehung, und wenn du magst, zu einer echten und wechselseitigen Liebesbeziehung. Denn wenn wir still sind, uns sensibilisieren und einfühlsam werden, tut sich eine neue Welt für uns auf.

Lass uns gemeinsam in die Atmosphäre des Waldes eintauchen und mit unserem ganzen Wesen darin baden. Knüpfen wir Beziehungen zu Bäumen und schenken wir dem Wald etwas zurück für seine Wohltaten. Verbinden wir uns genussvoll und bewusst mit unserer uralten Heimat, das tut uns so gut!

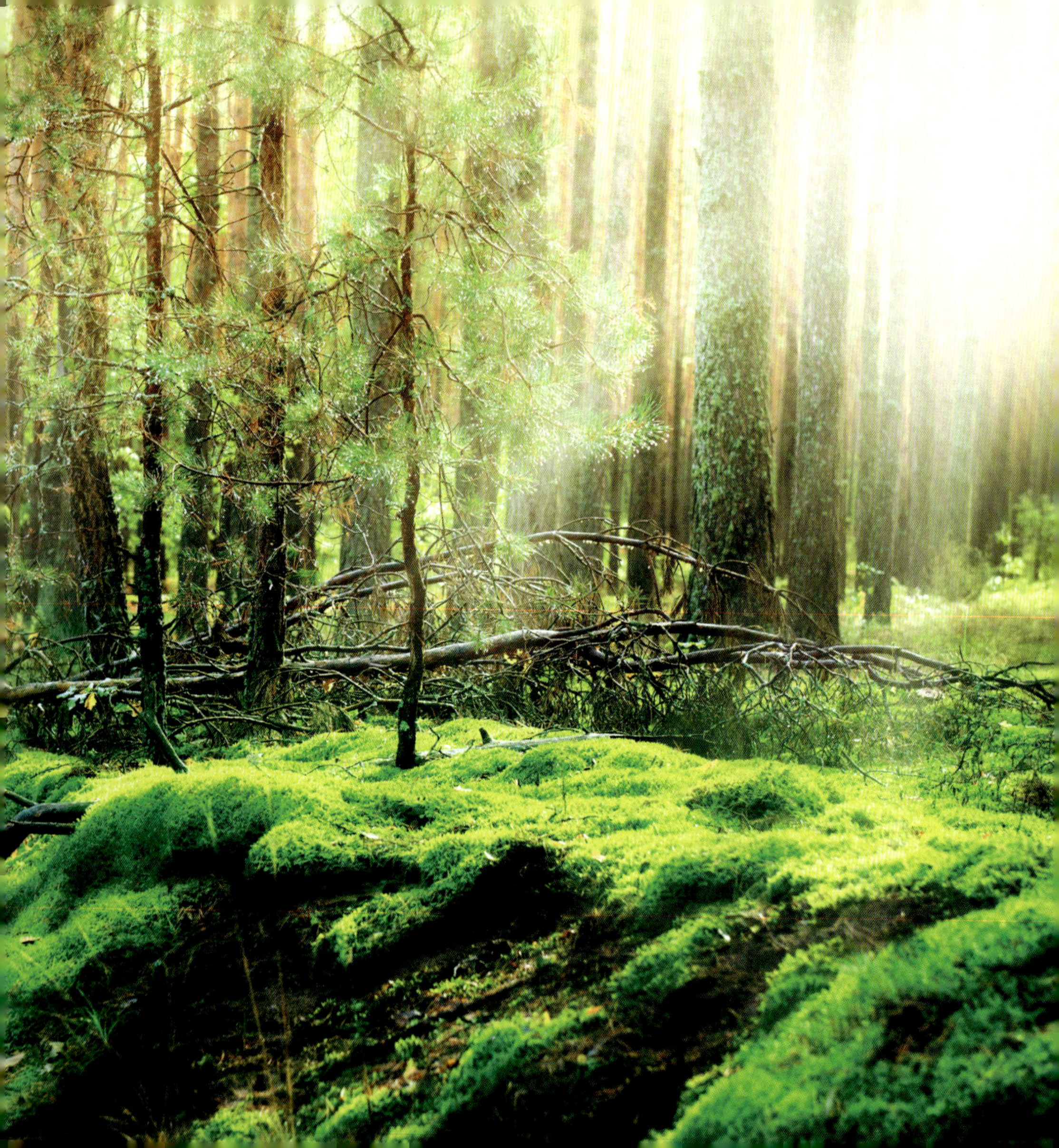

Der Wald – unsere Heimat und unsere Quelle der Heilung

Mit den Waldmeditationen, dem Wald-Yoga und dem Wald-Pranayama verbinden wir all diese heilsamen körperlichen Wirkungen mit dem psychischen Wohlbefinden und gehen noch einen Schritt weiter. Auch hier sind uns die Japaner um eine Nasenlänge voraus. An den Universitäten dort gibt es den Zweig der Umweltwissenschaften, dort wird *Shinrin-Yoku*, das Waldbaden, weiterentwickelt zum *Shinrin-Ryohou*, der Waldtherapie. Über die körperliche Gesundheit hinausgehend wird auch die Seele therapiert.

Das geschieht, wenn wir uns bewusst und in Ruhe mit unseren Wurzeln verbinden, mit unserer ursprünglichen Herkunft. Meditativ erfahren wir eine bewusste und schöne Verbundenheit mit jeder Pflanze, mit dem duftenden Waldboden, mit jedem Kraut, jedem Baum des Waldes; mit dem klaren Bach, den Vögeln, den Eichhörnchen und mit der Erde, die uns trägt. Wenn wir still und meditativ im Wald sind, erkennen wir uns als Teil der Natur wieder, was uns tiefen inneren Frieden und Zufriedenheit schenkt. Es ist wie eine Heimkehr an den Ort, nach dem wir schon lange unbewusstes Heimweh hatten.

Dabei gehen wir natürlich nicht in einer Konsumhaltung in den Wald, nur um davon zu profitieren und den Wald für uns zu benutzen.

Wir Menschen plündern die Ressourcen der Erde schon genug. Echtes Waldbaden und Wald-Yoga basieren jedoch auf einer Beziehung, die wechselseitig ist. Der Wald kann uns guttun, aber auch wir können dem Wald guttun. In einer echten und liebevollen Beziehung mit dem Wald und den Bäumen finden wir wahre Geborgenheit und schenken auch der

Natur, wenn wir mit Achtung und Bewunderung unterwegs sind, etwas zurück für die heilsamen Wirkungen. Dann ist es wie ein freudiges Nachhausekommen in die Natur, die uns liebevoll empfängt.

Wir vermögen in stillem und verbundenem Sein im Wald unser innerstes Wesen, unser wahres Selbst wieder zu erkennen. Das ist unser magisches Erbe und die Bäume können unsere Weggefährten und sogar unsere Führer dahin sein.

Anfangs fällt es uns vielleicht gar nicht so leicht, die innere Ruhe und Stille zu finden, um uns der Verbundenheit wieder bewusst zu werden und das Eingebettetsein in die Kreisläufe des Lebens zu spüren.

Aber auch wenn wir uns manchmal als getrennt von der Welt empfinden, so sind wir das tatsächlich niemals, in keiner Sekunde unseres Daseins. Unsere Verbindung mit allem Lebendigen auf der Erde ist unauflösbar, wir Menschen gehören genauso zur Welt wie ein Baum, ein See, ein Berg, ein Wolf, ein Reh oder eine Wolke, die über hohe Berggipfel dahinsegelt. Unsere Augen sind die Antwort auf das Sonnenlicht und unser Atem ist die Antwort auf den Himmel. Der Puls des Herzens belebt uns alle und die Natur mit ihren Wäldern, Bergen, dem Meer, den Seen und Flüssen, den weiten Wiesen ist unser ursprünglicher Lebensraum, der uns nährt.

Bis auf die letzten 150 Jahre unserer Menschheitsgeschichte haben wir in direktem Kontakt mit der Natur gelebt. Ursprünglich sammelten wir Pflanzennahrung, nutzten Pflanzen zur Heilung, wir folgten den Tierherden, um zu jagen und Fleisch zu essen und uns in wärmende Felle zu hüllen. Wir fällten Bäumen, bauten daraus Hütten und wärmten uns an den Feuern. Kälte, Wärme und Wind beeinflussten unsere Verhaltensweisen. Sonne, Erde und Regen ließen uns säen und ernten. Die regelmäßigen Rhythmen der Jahreszeiten bestimmten seit jeher unsere Ernte und Nahrung.

Alles Leben zirkuliert in großen Zyklen, so wie es immer sein wird, solange es Leben gibt.

Wenn wir dieses großartige Biotop Erde verändern und in diese ausgewogenen Rhythmen und Zyklen eingreifen, sind wir nach kurzer Zeit selbst von den Folgen betroffen. Ohne Bienen, ohne Insekten, ohne Vögel gibt es schließlich weder für den Menschen noch für die Tiere genug Nahrung mehr. Dann bleibt noch das Meer als Nahrungsquelle, doch Überfischung oder zu viele Schadstoffe im Meerwasser sabotieren dann auch diese Nahrungsmöglichkeit. Vom Menschen gemachter Klimawandel ist ein weiteres Stichwort, das uns ständig in den Ohren klingt.

Erst wenn der Mensch seine Verwurzelung mit all den lebensspendenden Quellen der Erde wieder spürt, wenn er bewusst in die Welt seiner Herkunft eintaucht, vermag er der Schönheit und Heiligkeit des Lebens wieder Respekt zu schenken. Erinnern wir uns daran, wie unsere Vorfahren, die alten Naturvölker und weise Indianerstämme der Natur und den Zyklen des Werdens und Vergehens Rituale der Dankbarkeit und der Achtung widmeten.

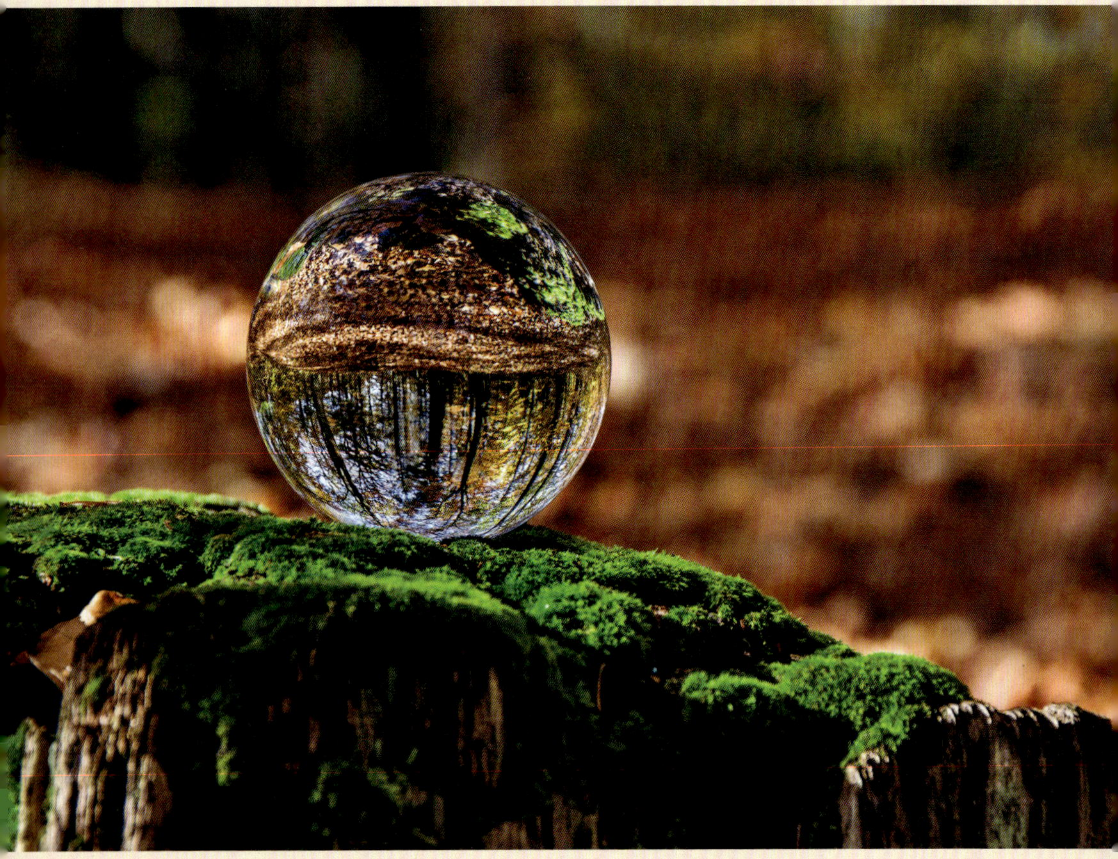

Was sagt die Wissenschaft dazu?

Machen wir zuerst einen kleinen Exkurs in die neuen wissenschaftlichen Erkenntnisse dazu. Seit kurzem wissen wir, dass die Bäume sich nachweislich miteinander austauschen – und sogar mit uns kommunizieren!

Während die Bäume untereinander vor allem über Stoffe, die im Boden von Pilzen weitergeleitet werden, im Austausch sind, was wir uns ähnlich wie bei einem Internetsystem vorstellen können, interagieren sie zusätzlich miteinander und auch mit uns durch Duftstoffe, die sie aussenden: die *Terpene.* Davon gibt es mehrere tausend unterschiedliche, vor allem in Nadelwäldern. Die Dosis ist dabei so fein, dass wir sie kaum bewusst riechen können, doch die Mediziner haben nachgewiesen, dass diese Duftstoffe der Bäume unser Immunsystem und die Neurotransmitter im menschlichen Körper stimulieren.

Über die Botenstoffe im Boden und auch über die Terpene in der Luft teilen die Bäume einander ihre Erfahrungen mit und warnen beispielsweise vor Gefahren, vor Angreifern oder Schädlingen. Daraufhin fahren die Bäume und Pflanzen bei Bedrohungen ihr Immunsystem hoch, um sich zu schützen. Inzwischen sind schon rund 40.000 dieser „Pflanzenvokabeln" dechiffriert worden. Auch wir Menschen empfangen diese Signale unbewusst, wenn wir durch den Wald gehen, und unser Immunsystem reagiert darauf, indem es aktiv wird. Das haben Forscher der Nippon Medical School in Tokio herausgefunden. Aus Japan stammen überhaupt seit den frühen 1980er-Jahren die ersten Erkenntnisse zum „Waldbaden", typischerweise aus dem Land des Zen. Dort heißt das Waldbaden *Shinrin-Yoku.*

Die heilsame Wirkung des Waldbadens ist in Japan inzwischen wissenschaftlich gründlich erforscht, seit 2012 existiert dort ein universitärer Forschungszweig namens *Forest Medicine* – „Waldmedizin". Dabei handelt es sich um Studien und Dokumentationen zur realen Heilkraft des Waldes. Mediziner haben herausgefunden, dass vor allem typische Zivilisationskrankheiten wie hoher Blutdruck, Diabetes und Stresssymptome wie Nervosität, Reizbarkeit oder Schlafstörungen durch ausgiebiges Waldbaden gelindert und sogar geheilt werden können. Der Biometeorologe Professor Kamiyama hatte sogar bereits 1980 als einer der ersten die gesundheitlichen Wirkungen des Waldbadens untersucht und dokumentiert. Dabei fiel den Forschern zunächst auf, dass die Herzfrequenz und die Blutdruckwerte nach kurzer Zeit im Wald deutlich nachweisbar absinken. Auch wird Cholesterin verstärkt abgebaut.

Neugierig überprüften weitere Forscher die Wirkung der Terpene. Bekanntlich gelangen Terpene vor allem über die Lunge in unser Blutkreislaufsystem und erreichen darüber unsere Zellen und Organe. Also ließen sie die Hälfte ihrer Versuchsgruppe einfach in einem Zimmer schlafen, dessen Luft mit einem versteckten Duftzerstäuber versehen war. Dieser reicherte die Atemluft über Nacht mit Terpenen an. Die andere Hälfte der Probanden schlief mit gewöhnlicher Luft. Die anschließend erfolgten Bluttests zeigten ein verblüffendes Ergebnis: Terpene haben eine faszinierende Auswirkung auf unser Immunsystem! Die Teilnehmer, die nachts Terpene einatmeten, hatten eine deutliche Steigerung in der Aktivität und Anzahl der natürlichen Killerzellen. Ebenfalls erhöht war der Gehalt bestimmter Proteine, die Killerzellen benötigen, um potenzielle Tumorzellen unschädlich zu machen.

Neuere Erkenntnisse belegen, dass diese sogenannten „Killerzellen“ sich als wirksam für das Immunsystem erweisen, um Krebs vorzubeugen und um therapeutisch zu wirken. In Japan wird das Waldbaden von Medizinern sogar Krebspatienten verschrieben, um deren Killerzellen zu stimulieren. Nach einem Waldspaziergang zirkulieren davon nämlich etwa doppelt so viele im Blut wie normalerweise. Sie sind dann auch langanhaltend aktiv und bekämpfen nicht nur körpereigene Krebszellen, sondern auch körperfremde Keime. Japanische Ärzte verschreiben Waldbaden aber auch als Therapie bei anderen Krankheiten. Bei gravierenden Erkrankungen wie Krebs verordnen sie den Patienten, sich täglich vier Stunden im Wald aufzuhalten.

Was nach Wunschdenken klingen mag, wurde von der Nippon Medical School statistisch untermauert. Die Wissenschaftler konnten belegen, dass Menschen, die in Waldnähe leben, eine signifikant geringere Krebsrate aufweisen als Bewohner von Innenstädten.

Der Oberbegriff der aktiven Substanzen, die wir über die Atemluft und über die Haut im Wald aufnehmen, heißt Phytonzide*. Diese Stoffe, die wir im Wald aufnehmen, interagieren definitiv mit unseren Körperzellen. Es tut uns nachweislich gut, zurückzukehren in unsere Urheimat, den Wald. Unser Immunsystem und unser Nervensystem reagieren messbar darauf, die Wirkungen sind anhaltend.

Da es sich bei Phytonziden um eine sehr heterogene Stoffgruppe handelt, ist es schwierig, die Gemeinsamkeiten festzustellen. Ihnen allen gemeinsam ist aber die wachstumshemmende und sogar letale (abtötende) Wirkung auf Pathogene. Die am häufigsten anzutreffende molekulare Grundstruktur sind die Terpene. Die Molekülkonzentration der Terpene in der Luft ist temperaturabhängig und bei ca. 30 °C maximal, was in Wäldern und Forsten eine natürlich höhere Konzentration in den Sommer-, verglichen mit den Wintermonaten zur Folge hat.

Der Pharmazieprofessor Anupam Bishayee an der *Larkin University of Health Sciences* in Miami und die Krebsforscherin Roslin Thoppil von der *Vanderbilt University* in Nashville (Tennessee) stießen, unabhängig von der Waldmedizin, auf die Wirkung von Terpenen gegen bösartige Tumoren. Sie hatten zahlreiche Laborexperimente analysiert und die Ergebnisse zeigten in jedem Fall die Wirksamkeit pflanzlicher Terpene gegen Tumoren in den Zellkulturen.

* Phytonzide (auch Phytoncide) ist ein Sammelbegriff für eine Gruppe pflanzlicher Sekundärmetabolite. Der Begriff wurde erstmals 1928 vom Leningrader Biologen Boris P. Tokin verwendet. Er schrieb, es handle sich um antibiotische Substanzen, die besonders dem Schutz vor Pathogenbefall dienen und damit einen integralen Teil des pflanzeneigenen Schutzsystems darstellen.

Waldluft mit ihren heilsamen Terpenen ist für uns also eine erstaunliche Heilungsquelle. Bereits ein ganzer Tag im Wald lässt die natürlichen Killerzellen im Blut um fast 40 % ansteigen und die Wirkung hält ganze sieben Tage lang an.

Terpene vermögen aber noch viel mehr: Sie führen dazu, dass vom Gehirn gesundheitsfördernde Neurotransmitter und Hormone ausgeschüttet werden. Auch die Wohlfühlbotenstoffe, allen voran das Serotonin, werden verstärkt gebildet. Serotonin schenkt uns Gelassenheit und Heiterkeit, es gilt sogar als natürliches Antidepressivum. Außerdem stärken sie allgemein die Abwehrkräfte, wirken sich positiv auf den Blutzuckerspiegel aus, senken den Blutdruck und reduzieren die Stresshormone.

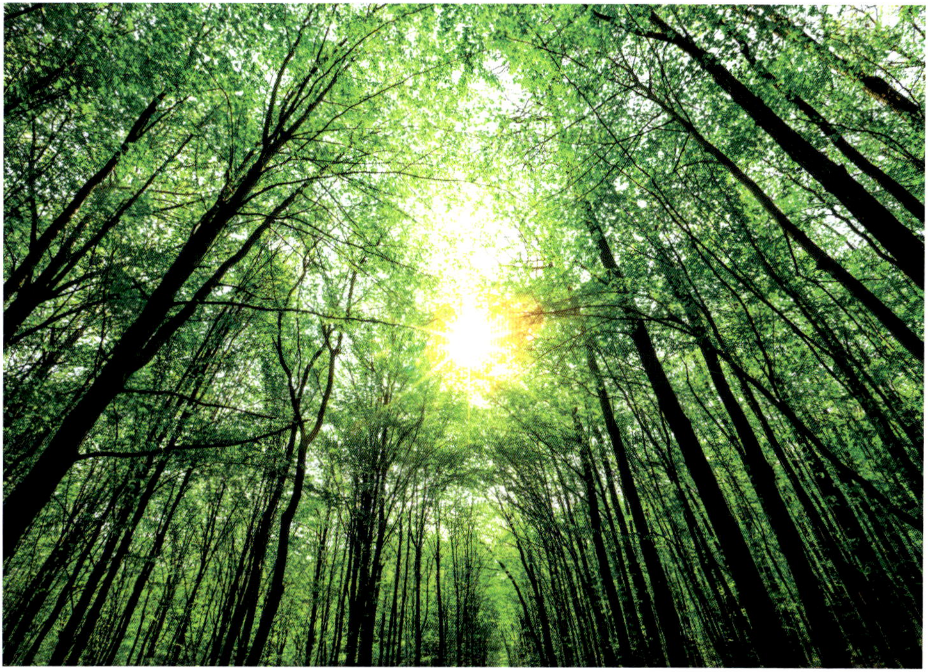

Wald versus Burn-Out

Medizinisch untersucht wurden auch die Stresshormone wie Adrenalin und Noradrenalin, die nach einem Aufenthalt im Wald messbar gesunken waren, und ebenfalls das „Langzeitstresshormon“ Cortisol. Eine heutzutage weit verbreitete Erhöhung dieses Stresshormons erzeugt nämlich einen chronisch beunruhigenden Wachsamkeitsmodus und beeinträchtigt die Qualität des Schlafs massiv.

Ein über Jahre erhöhtes Level dieser Stresshormone, insbesondere des Cortisols, vermag die Körperfunktionen und das Nervensystem derart zu beeinträchtigen, dass es bis zum Burn-Out kommen kann. Solche wenig erwünschten Stress-Botenstoffe werden vom Wald, von der wohltuenden und heilsamen Auswirkung der Bäume, vermindert. Gleichzeitig weisen aber die Wohlfühlbotenstoffe, wie das Serotonin, einen erhöhten Spiegel auf. Sind wir im Wald, schüttet unser Körper auch vermehrt das Hormon Dehydroepiandrosteron (DHEA) aus. Es wird in der Nebennierenrinde gebildet, aktiviert den Stoffwechsel, reguliert die Sexualhormone und stärkt das Herz und die Gefäße. Bei Stress und mit zunehmendem Alter lässt diese DHEA-Produktion leider nach, deshalb ist die Zeit in der Gesellschaft von Bäumen gewissermaßen ein echter Jungbrunnen. Außerdem ist DHEA sozusagen der Gegenspieler des Stresshormons Cortisol und somit bringt DHEA uns in eine gesunde Balance zurück.

Professor Miyazaki Yoshifumi wies bereits 1980 mittels Analysegeräten wie der Nahinfrarotspektroskopie nach, dass sich die Gehirnaktivität verändert und insbesondere im Stirnhirn, dem frontalen Cortex, zur Ruhe kommt. Gleichzeitig regt der Aufenthalt im Wald den Parasympathikus an, der uns hilft zu entspannen.

Außerdem senken die ätherischen Öle der Waldluft den Cholesterinspiegel ebenso wie den zu hohen Blutdruck. Das liegt daran, dass ätherische Öle die einzigartige Fähigkeit besitzen, die Zellwände zu durchdringen und sich im Blut und im Körpergewebe auszubreiten und von dort aus sehr rasch ihre Wirkung zu entfalten.

Dieses medizinische Wissen ist längst nicht mehr auf Japan beschränkt, auch hierzulande wird die heilsame Wirkung anerkannt. An der Universität Rostock wird ein zertifizierter Ausbildungsgang zum Waldtherapeuten entwickelt. Spaziergänge durch den Wald, verbunden mit Atemübungen und Meditation, sind die wichtigsten Faktoren dieser Waldtherapie. Den ersten als solchen anerkannten Heilwald gibt es übrigens auf der Insel Usedom.

Wir sind untrennbarer Teil des großen Netzwerks des Lebens. Ist es vielleicht die Naturferne, die Trennung von unserem natürlichen Ökosystem, die Trennung von Wäldern und somit auch von den Terpenen, welche die Krebsrate, Diabetes, Bluthochdruck, Allergien, Asthma und Neurodermitis ansteigen lässt? Vieles mag zusammenkommen, neben Umweltgiften trägt vermutlich auch der Mangel an bioaktiven Substanzen dazu bei, dass diese sogenannten Zivilisationskrankheiten zunehmen.

Die medizinische Forschung ist sich jedenfalls einig: Waldspaziergänge, Waldluft und „Waldbaden" heilen uns auf vielen verschiedenen Ebenen.

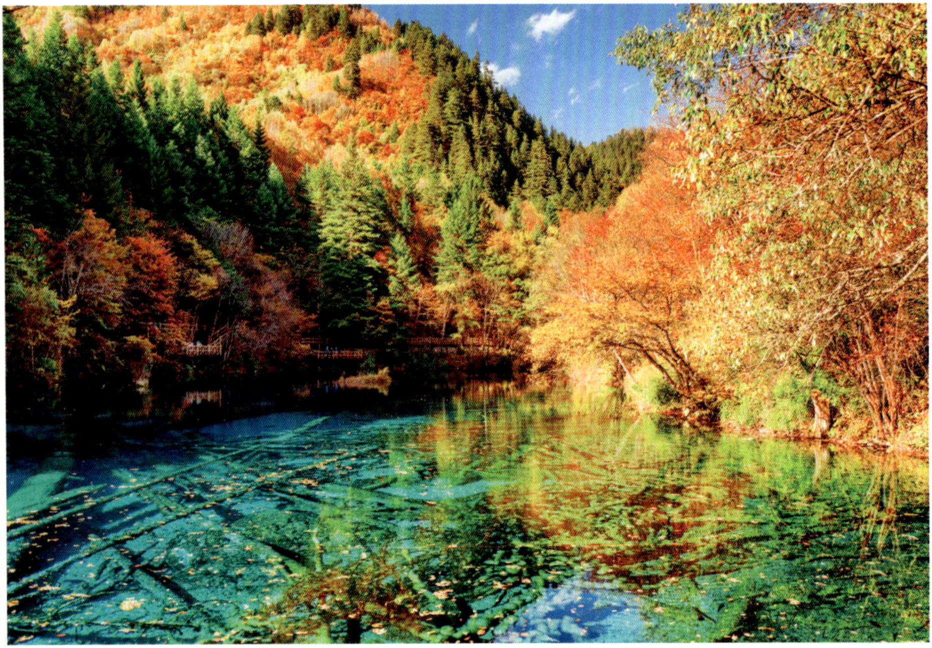

Waldluft – voller heilsamer Essenzen der Bäume

Vorab eine amüsante Erkenntnis aus wissenschaftlichen Studien: Wusstest du, dass allein der Anblick des Waldes *unseren Pegel des Stresshormons Cortisol um 13,4 % senkt? Wir erkennen also buchstäblich auf den ersten Blick den Wald als Quelle der Ruhe und des Wohlbefindens.*

Aber was macht den Wald und vor allem die Waldluft denn so besonders und so gesund?

Mit jedem Atemzug im Wald atmen wir einen umfangreichen Cocktail aus bioaktiven Substanzen ein, die von den Bäumen und Pflanzen an die Luft abgegeben werden und deren würzigen Duft wir lieben. Dieses aromatische Gemisch gehört, wie bereits erwähnt, zur pflanzlichen Kommunikation zwischen den Bäumen. Über diese gasförmigen Substanzen, die unterschiedliche Bedeutungen haben, tauschen sich die Gewächse miteinander aus, stärken und schützen einander und informieren sich gegenseitig über die verschiedensten Vorgänge im Wald. So warnen sie einander beispielsweise vor Bedrohungen, sei es vor Schädlingen oder vor Holzfällern.

Inzwischen weiß man, dass diese Kommunikationsstoffe aus rund 40.000 verschiedenen Duftstoffen bestehen, aus Terpenen und Terpenoiden. Diese unzähligen chemischen Verbindungen, die eine hohe organische Wirksamkeit besitzen, schwirren gasförmig in der Waldluft umher. Unser Immunsystem reagiert auf die Terpene in der Waldluft in ähnlicher Weise wie die Bäume selbst, nämlich mit einer Steigerung der Abwehrkräfte. Dechiffriert unser Immunsystem die chemische Sprache der Bäume? Auf jeden Fall erkennt es diese altvertrauten Substanzen unserer Urheimat, dem Wald.

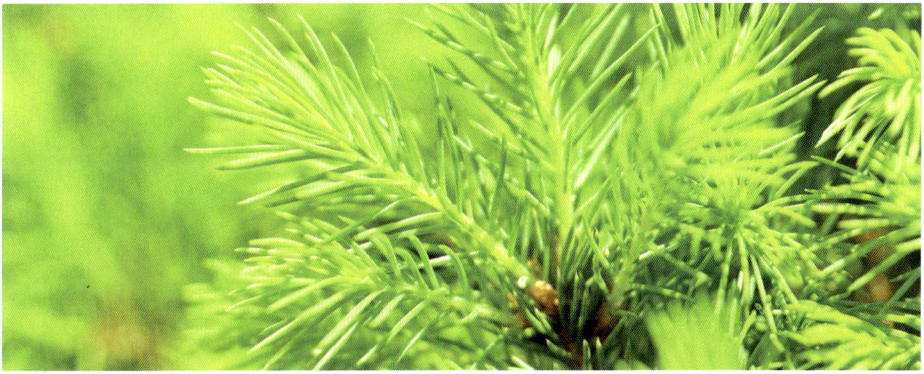

Terpene und ihre Wirkungen

Wir graben heute auf der Basis neuer wissenschaftlicher Forschungen uraltes Heilwissen wieder aus, das unsere Ururgroßmütter oft noch kannten. Denn Terpene und andere ätherische Öle gelten seit jeher als altbekannte hochkonzentrierte natürliche Heilstoffe mit antiviralen, entzündungshemmenden und antibakteriellen Eigenschaften. Als solche dienen sie als wirkungsvollste Medizin in der gesamten Menschheitsgeschichte. Seit Jahrtausenden finden sie ganzheitliche Anwendung als Medizin für Körper, Geist und Seele.

Ihre nützlichen und heilsamen Eigenschaften setzte man bei vielen Leiden und Krankheiten die Kräutermedizin ein. Pflanzenwirkstoffe und insbesondere ätherische Öle halfen bei entzündlichen akuten und chronischen Erkrankungen. Man verwendete sie sowohl äußerlich als auch innerlich, doch allein schon über die Inhalation der ätherischen Öle, insbesondere der Terpene, gelangt die Heilwirkung sofort ins Blut. Die kräuterkundige Hildegard von Bingen hat bekanntlich viele der Naturheilwirkungen festgehalten. Alles Wissen um die Kräutermedizin und die Heilungskraft der ätherischen Öle war jedoch leider mit den neuen medizinischen Errungenschaften eine Weile in Vergessenheit geraten. Erst allmählich dringt es wieder in unser Bewusstsein, welche verborgenen und starken Heilkräfte in der Natur schlummern.

Als wichtigste Wirkstoffe haben die wissenschaftlichen Forschungen unzweifelhaft die Terpene geortet und hier vor allem die Limonene und Pinene erkundet. Nadelbäume sind die Hauptlieferanten der meisten Terpene, doch auch Wurzeln, Kräuter- und Gewürzpflanzen enthalten Terpene.

Übrigens ist die Konzentration der Terpene im Wald im Sommer und besonders nach Regen und Nebel am höchsten. Nachfolgend einige der bekanntesten und wichtigsten Terpene im Überblick:

Limonene
Alpha-Pinene
Linalool
Beta-Caryophyllene
Beta-Myrcene

Bei **Limonenen** handelt es sich um Naturstoffe, die vor allem in Edeltannen, aber auch in Pfefferminzöl und Schalen von Zitrusfrüchten enthalten sind. Sie riechen leicht nach Citrusfrüchten und etwas nach Terpentin. Das razemische Limonen kommt unter anderem im Kienöl vor, einem Destillat aus verschiedenen Kieferarten: der Bergkiefer *(Pinus mugo* Turra, *Pinus mugo* var. *Pumilo), d*er gemeinen Kiefer oder Waldkiefer *(Pinus sylvestris)* im sibirischen Fichtennadelöl, zudem aus Neroli, Muskatnuss und Campher. Es soll sich lindernd auf Magenbeschwerden und Sodbrennen auswirken. Man schreibt Limonenen auch einen psychisch heilsamen Effekt zu, sie sollen angstlösend und antidepressiv wirken.

Zu den meisterforschten Terpenen gehören auch die sogenannten **Pinene.** Dabei handelt es sich um das Terpen, das den Geruch von Pinie, Kiefer und Tannen kennzeichnet. Das α-Pinen wird im medizinischen Bereich als Entzündungshemmer verwendet; es wirkt bronchospasmolytisch, hilft also, die Atemwege zu erweitern und die Reizung der Schleimhäute zu mildern. Diese therapeutischen Eigenschaften können auch bei Atemwegsbeschwerden wie Asthma genutzt werden. Möglicherweise können damit sogar die Lungen vor Virusinfektionen geschützt werden. Eine in der Fachzeitschrift „Molecules" veröffentlichte Studie schreibt sowohl α- als auch ß-Pinen eine Wirksamkeit bei der Unterbindung von ansteckenden Bronchitis-Viren zu. Die α- und β-Pinene kommen vor allem in Fichten- und Kiefernadeln vor, aber auch in Myrte, Dill, Fenchel, Koriander und Kümmel, und o-Pinen unter anderem in Rosmarin.

Demnach wirken α-Pinene entzündungshemmend, antibakteriell, eventuell sogar antiviral. Der Inhalation des ätherischen Öls schreibt man eine sofortige Erfrischung, einen klaren Kopf, Wachheit und Kreativität zu.

Ein anderes verbreitetes Terpen ist das **Linalool.** Dieses ist in Thymian und Lavendel noch höher konzentriert als in Nadelbäumen und stark duftend und erfrischend. Außerdem soll es krampflösend, angstlösend und schmerzlindernd wirken.

Der Vollständigkeit halber und der positiven Wirkung wegen sei auch noch **Beta-Caryophyllen** erwähnt, auch wenn dieses Terpen vor allem in Kräutern und Gewürzen enthalten ist. Der Sesquiterpen-Kohlenwasserstoff kommt als α-Caryophyllen (Humulen) in Gewürznelken, Hopfen, Koriander und vielen Basilikum-Arten vor, β-Caryophyllen in Kümmel und Pfeffer. Die Caryophyllene sollen entzündungshemmend wirken, die Darmzellen schützen, Schmerzen lindern und allgemein entspannend, angstlösend und schlaffördernd wirken.

Aus dem gleichen Grund sind auch **Beta-Myrcene** interessant. Diese Terpene, die ebenfalls vor allem in Kräutern und Gewürzen vorkommen, finden sich in Hopfen. Lorbeerblättern, Eukalyptus und Zitronengras. Sie gelten als beruhigend und entspannend, entzündungshemmend und schlaffördernd.

Genutzt werden viele der Terpene unter anderem für die Parfumherstellung, in der Pharmakologie, als Pheromone in Schädlingsfallen, als mikrobieller Wirkstoff in Naturheilmitteln und als Stimulanz in Form ätherischer Aromaöle, unter anderem als Raumduft.

Wenn du beim Waldbaden diese wunderbaren Terpene aufnimmst, erhältst du immer eine wohltuende und gesundheitsfördernde Dosis. Falls du dir die Waldaromen und Terpene mit abgefüllten ätherischen Ölen in deinen Wohn- oder Schlafraum holen möchtest, beachte bitte, dass es sich hier um extreme Konzentrate handelt. Die ätherischen Öle entfalten ihre Wirkung nur in stark verdünnter Dosierung, denn dann erkennt und verwertet der Körper sie am besten.**

** *Folgende Warnhinweise sind zu beachten:* Ätherische Öle bergen bei purer Anwendung verschiedene Gefahren. Die unverdünnten ätherischen Öle und Ölmischungen sind Konzentrate und müssen immer gemäß den gängigen Methoden und Empfehlungen der Aromapflege stark verdünnt werden. Bitte informiere dich dazu mithilfe der beigefügten Anweisung oder frage in der Apotheke nach, hier erhältst du Auskunft zur Dosierung. Auf die meisten puren ätherischen Öle und Ölmischungen trifft folgendes zu:

Flüssigkeit und Dampf sind entzündlich
Kann bei Verschlucken und Eindringen in die Atemwege tödlich sein
Verursacht Hautreizungen
Kann allergische Reaktionen verursachen
Verursacht schwere Augenreizung

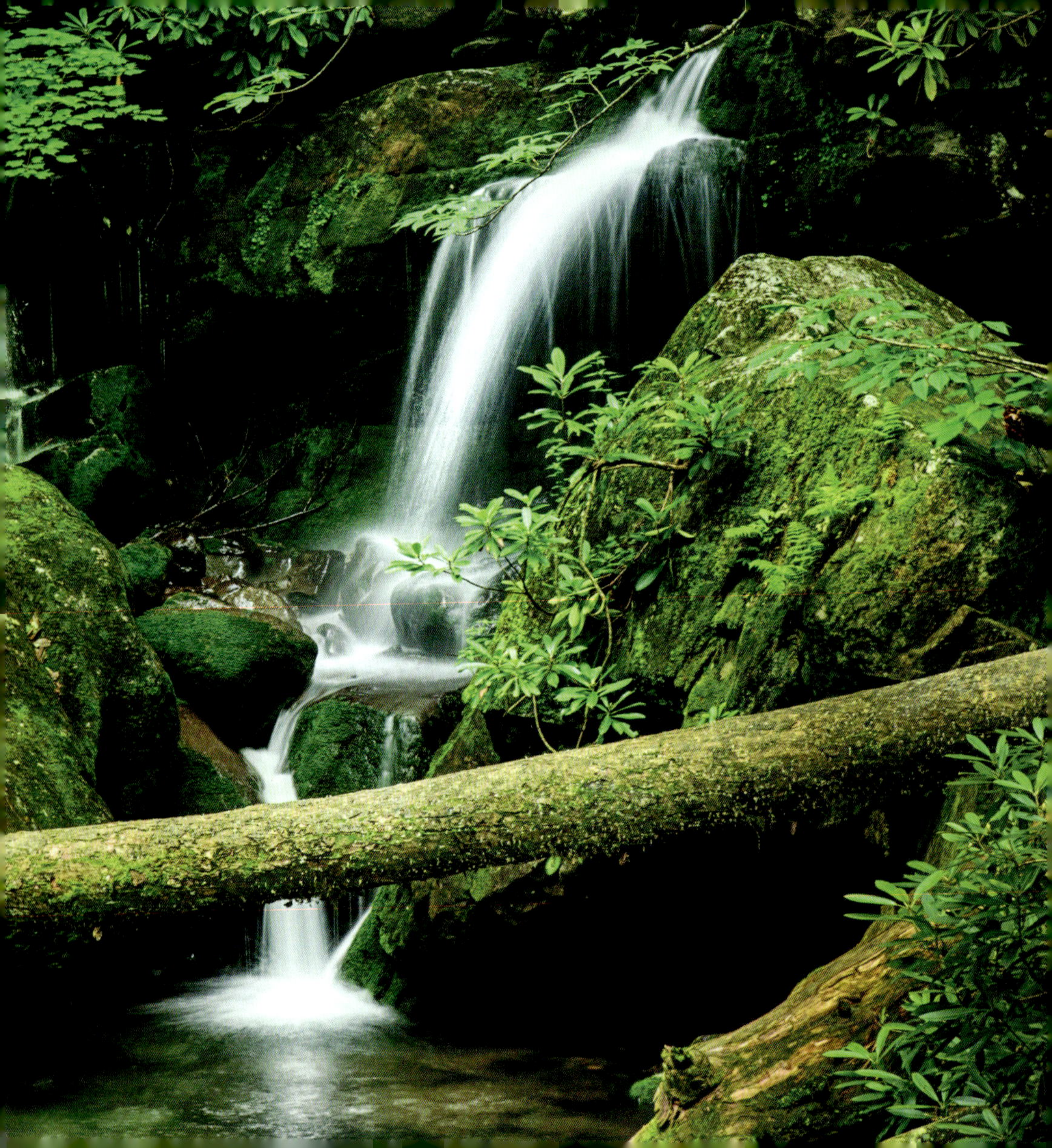

Was ist Waldbaden?

In dir schlummert als Erbe aus Jahrmillionen der Naturverbundenheit ein Gefühl für die Wildnis und das Echte. Tief im Inneren besteht in dir der Wunsch, mit der ursprünglichen Herkunft, der Natur, im Einklang zu sein. Genau diese uralte Sehnsucht nach inniger Verbundenheit wird gestillt, indem wir achtsam und liebevoll durch den Wald gehen. Doch die Natur gehört mittlerweile zu einer Welt, die wir im Alltag oft unbeachtet vorüberziehen lassen – und die doch so viel Energie für uns bereithält.

Öffne einfach deine Sinne, lass dich von der Naturstille erfüllen und finde darüber deine tiefen Verbindungen zur Natur wieder. Um den Wald zu erfahren und wirklich genießen zu können und um mit Körper und Seele darin zu „baden", braucht es genau solche innere Ruhe und Stille. Nur darüber vermögen wir tief einzutauchen in die Waldatmosphäre und all unsere Sinne für die Schönheit und Frische des Waldes zu öffnen.

Durch Achtsamkeit öffnet sich deine Seele und du entdeckst die stillen Schätze des Waldes.

In dieser kostbaren Geborgenheit in der Natur findest du tiefe Ruhe und tankst neue vitale Kraft.

Geh dankbar mit dieser kostbaren Lebensenergie um, die die Natur dir anbietet. Mit einem Gefühl der Dankbarkeit wirst du den Wald auf eine nie gekannte Art und Weise erleben. Die tiefe Verbundenheit schenkt Heilung auf allen Ebenen.

Erst in achtsamer, stiller Verfassung gelangen wir in Einklang mit dem Echten und Ursprünglichen, mit der Wildnis der grünen Natur. In diesem Einklang finden wir inneren Frieden, wir fühlen uns auch seelisch genährt und gesättigt. Es ist einfach herrlich, bewusst einzutauchen in die wunderbare Natur des Waldes, in der Waldluft und ihren Düften zu baden, die Bäume, Farne und Moose zu genießen. Die natürliche Frische des Waldes einzuatmen und in jede Zelle des Körpers aufzunehmen, das ist „Waldbaden“. Wir erleben Heilung, finden inneres Gleichgewicht und tiefe Zufriedenheit in unserer Urheimat, dem Wald. Die feuchte und kühle Atmosphäre erfrischt uns, Stresshormone verlieren sich und all unsere Sinne werden verwöhnt.

Die friedliche Stille tut uns gut, Vogelzwitschern erfreut uns. Tau oder Regentropfen auf den Blättern und Moosen schenken uns glitzernde Schönheit. Die Augen trinken das heilende Grün in allen Schattierungen und die goldenen Sonnenstrahlen, die zwischen den Bäumen hindurchscheinen. Wir riechen das Moos, den Waldboden, das Harz, die Nadelbäume. Wenn wir den Wald mit allen Sinnen trinken, schmecken, einatmen, genießen und uns davon faszinieren lassen, erleben wir eine Freude wie in unseren frühen Kindheitstagen. Eine Freude, die der Tiefe unseres Herzens entspringt. Eine Freude des Nachhause-Kommens, der Geborgenheit und der Heimat.

Waldbaden ist nicht nur Erholung und Erste Hilfe bei Stress. Echtes Waldbaden ist eine Liebesbeziehung, die wir mit der Natur, dem Grün und den Bäumen eingehen. Dankbar und innig öffnen wir das Herz für das Grün unserer Mutter Natur. In dieser Liebesbeziehung schenken wir Liebe und empfangen echte ursprüngliche Herznahrung. Verlieben wir uns gemeinsam in die Natur, in den Wald. Diese Liebe ist einfach, schön und beglückend.

Guter Tiefschlaf durch Waldbaden

Falls du auch gelegentlich unter Schlafproblemen leidest, befindest du dich in guter Gesellschaft. Denn Gesundheitsproblem Nummer 1 ist heutzutage der Schlaf. Einer Studie der DAK zufolge leidet jeder zehnte Arbeitnehmer an schwerwiegenden kräftezehrenden Schlafstörungen. Insgesamt fühlen sich sogar 80 Prozent der befragten Beschäftigten von mittelmäßig schweren Schlafproblemen betroffen, hochgerechnet sind das etwa 34 Millionen Menschen in Deutschland.

Die Tendenz ist steigend. Psychologen wundert das wenig, denn unser Alltag ist hektischer geworden und die Reizüberflutung nimmt auch immer mehr zu. Allein der Arbeitsalltag kann einem an manchen Tagen den letzten Nerv rauben. Man steht unter Zeitdruck, ärgert sich über einen Kollegen, dabei hat man auch privat sowieso schon genug Sorgen. Vielleicht liegt ein Krankheitsfall in der Familie vor oder ein zusätzlicher Kostenfaktor strapaziert das Budget. Diese Themen kennen wir alle und es braucht gute Nerven, unverwüstlichen Optimismus und einen robusten gesunden Schlaf, um mit all den Widrigkeiten locker fertigzuwerden.

Aber Pustekuchen! Genau der Schlaf streikt dann zuerst, denn guter Schlaf braucht vor allem Seelenfrieden, das kennt jeder als Binsenweisheit. Das ist leichter gesagt als getan. Hier stellt sich die Frage: Wie komme ich innerlich wirklich zur Ruhe? Inzwischen mausert sich diese Fähigkeit zu einem seltenen Talent, weil wir dies auch als Wert aus den Augen verloren haben. Die innere Ruhe hat sich doch gefälligst von selbst einzustellen! Wie soll das gehen, nach einem stressigen Arbeitstag mit zermürbendem Zeitdruck, Überstunden und viel zu viel Kaffee, einer unerfreulichen Begegnung und nach dem zum Feierabend genossenen abendlichen Psychothriller, begleitet von ein paar Gläsern Wein? Wie soll die Seele damit bloß den erforderlichen Seelenfrieden finden? Schließlich fallen wir in einen unruhigen Schlummer, wachen mitten in der Nacht auf und grübeln über die Probleme nach. Gegen Morgen schlafen wir dann endlich ein, um bald darauf vom Wecker aus den Träumen gerissen zu werden. Zermürbt starten wir in den Tag und finden auf Instagram die tollen Fotos der sonnengebräunten und gutgelaunten Freunde, die gerade in der Karibik ihren Urlaub genießen. Wie soll man da seinen Seelenfrieden finden und ruhig schlafen?

Tatsächlich ist sowohl innerer Frieden als auch guter Schlaf eine Wissenschaft für sich. Nicht ohne Grund haben die Schlaflabore heutzutage monatelange Wartezeiten, der Verkauf von Schlafmitteln boomt ebenso wie die Verschreibung von Antidepressiva. Doch diese Optionen liefern nur leider weder echte heitere Gelassenheit noch gesunden Tiefschlaf, schon gar nicht auf Dauer oder nebenwirkungsfrei.

Wir hätten das gerne so einfach und auf Knopfdruck, doch es hilft alles nichts, wir müssen uns ausgiebiger mit uns selbst beschäftigen und uns psychisch harmonisieren. Sonst kann ein Teufelskreis entstehen, der im schlimmsten Fall in Burn-Out und psychische Probleme mündet.

De facto beruhen Seelenfrieden, heitere Gelassenheit und Lebensfreude – ebenso wie Ängste, Gereiztheit und Stress – auf einer biochemischen Formel. Die biochemische Mischung für unsere Bestform besteht in Serotonin, Dopamin, Endorphinen und Oxytocin: Mit diesem Mix sind wir leistungsfähig, motiviert, glücklich und fit.

Der Worst-Case-Mix besteht biochemisch betrachtet aus einer Kombination von Adrenalin, Noradrenalin und Cortisol, den Stresshormonen. Adrenalin ist dabei allerdings nicht nur relativ harmlos, sondern auch überdies notwendig. Nimmt uns im Straßenverkehr jemand die Vorfahrt, überflutet Adrenalin blitzschnell den gesamten Organismus, was manchmal als Schweißausbruch, Hitze und Prickeln spürbar ist. Damit sind wir ungeheuer reaktionsschnell, im Bruchteil einer Sekunde ist die Vollbremsung veranlasst. Gerade nochmal gut gegangen – dank Adrenalin! Schnell wird Adrenalin wieder abgebaut, wenn die akute Gefahr vorüber ist.

Etwas ganz anderes ist das unliebsame Cortisol, ein vor Urzeiten nötiger Botenstoff, der heutzutage aber zumeist erhöht ist und somit eher Schaden anrichtet. Zirkuliert das Stresshormon aber erst einmal erhöht in unserem Organismus, dann bleibt es dort lange erhalten und baut sich nur langsam, über Tage und Wochen hin ab, wenn überhaupt. Ein erhöhter Cortisol-Wert entsteht auf subtile Weise, wenn wir uns gestresst und überfordert fühlen, wenn uns Ängste und Sorgen plagen. Das Gehirn interpretiert diesen Zustand in aller Unschuld als „Achtung, Lebensgefahr! Wachsam sein, aufpassen!“ Es schüttet dafür Cortisol in hohem Maß aus und das hält uns wach. Vor allem behindert und verhindert ein erhöhter Cortisol-Wert aber den Schlaf, denn wir müssen laut der Interpretation des Gehirns wach sein, damit uns der bedrohliche Säbelzahntiger nicht im Schlaf überrumpelt. So finden wir also kaum noch Tiefschlaf und werden umso erschöpfter.

Diese Erschöpfung zusammen mit den weiter vorhandenen Sorgen, dem Stress oder den Ängsten alarmiert das Gehirn noch mehr: „Um Himmels willen, immer noch keine Entwarnung. Die Gefahr wird immer bedrohlicher! Noch mehr Cortisol ausschütten!“ Weiterhin versucht uns das Gehirn mit dem Wachsamkeitsbotenstoff zu beschützen und im schlimmsten Fall können wir irgendwann gar nicht mehr schlafen, obwohl wir vollkommen übermüdet und erschöpft sind. Ein biochemisches Desaster! Wenn man diesen Zusammenhang aber erst einmal erkennt, weiß man: Je gestresster und erschöpfter ich mich fühle, desto weniger Schlafhormone produziert das Gehirn; stattdessen erzeugt es den Wachmacher Cortisol. Mit diesem Wissen kann man umso motivierter die richtigen Register ziehen und alles praktizieren, was der inneren Ruhe dient.

Dazu gehört Stressbewältigung auf allen Ebenen: Es gilt, Ärger, Sorgen und Ängste sobald wie möglich loszulassen und für Ausgleich zu sorgen. Das geschieht durch Sport oder Sauna, durch gemütliche Abende mit Freunden, durch Massagen, Yoga oder Entspannungstechniken. Auch positive angenehme Gedanken fördern die Entspannung – Gedanken, die freundlich und kooperativ sind. Wenig Kaffee und wenig Alkohol sind für guten

Schlaf ebenso zu empfehlen wie eine ruhige Abendgestaltung mit wenig Social Media oder Horrorfilmen.

Vor allem aber das Eintauchen in die grüne Natur, Waldbaden, Wald-Pranayama und Wald-Yoga gelten als wahre Wunderheilmittel gegen jegliche Formen von Stress. Denn im Wald entstehen Kaskaden der Wohlfühlhormone, vor allem das wunderbare Serotonin fließt in Strömen. Auch Sonnenschein ist ein direkter Serotonin-Auslöser. Das Gehirn belohnt uns durch heitere Gelassenheit, wenn es seine Heimat, den Wald, wahrnehmen und die sonnige Natur genießen darf.

Das entspannte SEIN in der Natur kann uns als bestes Heilmittel dienen, um wieder gut und tief zu schlafen und um wieder belastbarer, gelassen und heiter zu sein. Denn wenn der Serotoninspiegel hoch ist, wird darüber das hinderliche Cortisol aufgelöst. Serotonin ermöglicht wieder eine üppige Produktion des Schlafhormons Melatonin. Auf dieser biochemischen Grundlage fluten uns auch die Glücks- und Motivationshormone Dopamin und Oxytocin.

Allein die Waldmeditationen vermögen schon einem stressinduzierten Teufelskreis von Anspannung eine Positivspirale entgegenzusetzen. Je vergnügter wir das Grün der Natur inhalieren und genießen, desto mehr Glückshormone – bis hin zum Freudenstoff Endorphin – fließen. Es ist fast so, als würde ein geheimes biochemisches Komplizentum zusammenwirken. Die Terpene, die wir vor allem im Nadelwald inhalieren, stimulieren augenblicklich das Gehirn. Genussvoll beantwortet es diese Köstlichkeiten mit Serotonin und anderen Wohlfühlhormonen. Das ist einfach beste Seelenpflege! Du schläfst nach einem meditativen Waldbad wie ein Murmeltier und tankst durch besten Tiefschlaf die Ruhe und Energie wieder auf, die dir der Alltag abverlangt.

Zusätzlich findest du mehr als 20 geführte tiefenentspannende Audio-Meditationen mit entspannendem Hintergrundklängen kostenlos auf meiner Webseite gabriele-rossbach.de

Diese entführen dich bald in schöne Träume und einen gesunden Tiefschlaf. Außerdem sind auf meiner Webseite mehrere Texte mit tiefenentspannenden Naturmeditationen zu finden, die heilsam wirken, deinen Geist beruhigen, dir wohligen inneren Frieden schenken und emotionale Konflikte auflösen.

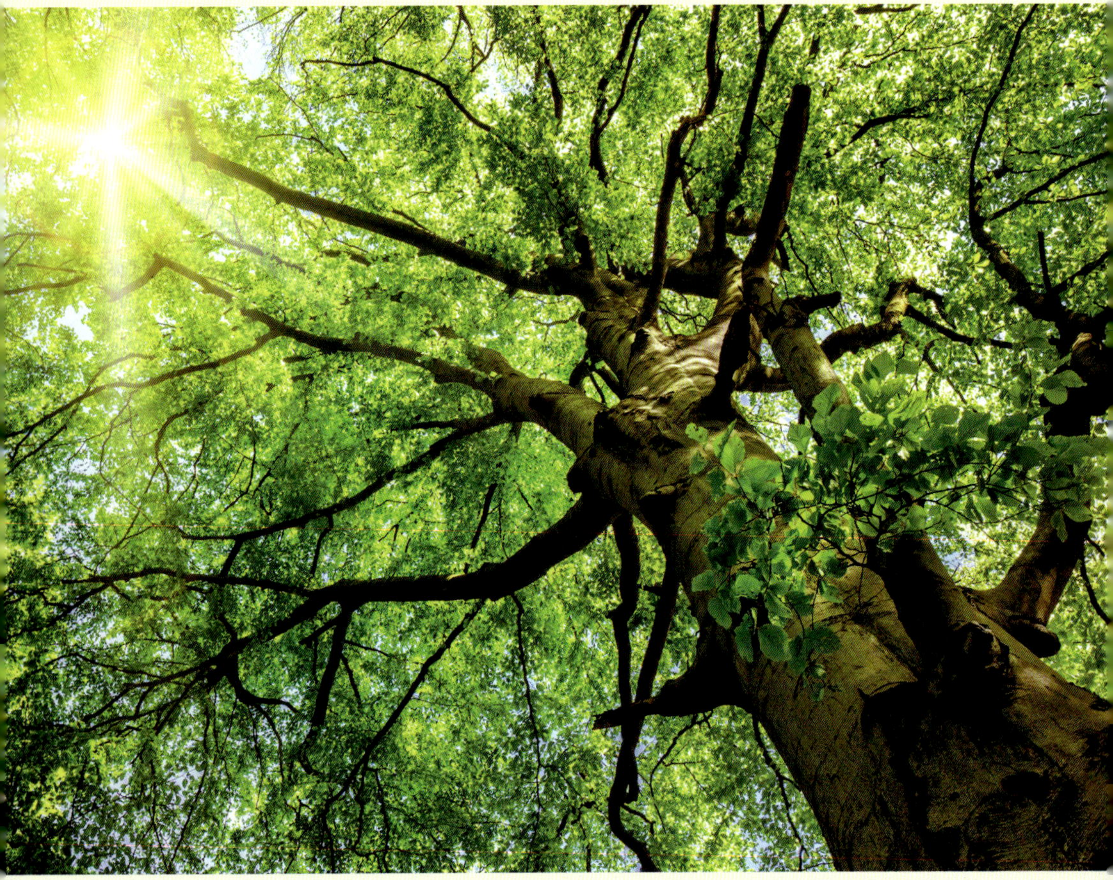

Bäume sind kraftvolle Charaktere und liebevolle Wesen

Wer die heilsame Kraft der Bäume und des Waldes rein sachlich und medizinisch nutzen möchte, muss nicht unbedingt an die Wesenhaftigkeit der Bäume glauben. Die Auswirkung auf die Gesundheit ist so oder so vorhanden.

Ich selbst durfte zwar Erfahrungen mit Bäumen machen, die mich – als notorische Skeptikerin – tatsächlich von deren Wesenhaftigkeit überzeugt haben. Doch hier handelt es sich um subjektive Erfahrungen und ansonsten um den Bereich des Glaubens, denn die Wesenhaftigkeit von Bäumen ist naturwissenschaftlich kaum beweisbar. So bleibt es dir überlassen, daran zu glauben oder nicht und vielleicht Erfahrungen zu sammeln, die dir als persönliche Beweise dienen mögen. Empfehlen möchte ich dir aber, dich einfach sensibel zu machen für eine mögliche energetische Interaktion und Kommunikation und diese nicht von vornherein auszuschließen.

Bleiben wir offen für das Wunderbare. Die Existenz an sich ist ein Faszinosum. Thich Nhat Hanh, der große Weisheitslehrer aus dem Buddhismus, sagte einmal: „Das größte aller Wunder ist es, lebendig zu sein. Achtsamkeit ermöglicht uns, dieses Wunder zu berühren.“

Keltische Mythen zu den Bäumen und das Baumhoroskop

Von der wissenschaftlichen Analyse der heilenden Biochemie des Waldes machen wir nun einen amüsanten Abstecher in die Mythen und Legenden zu den Bäumen. Ganz gleich, ob man davon etwas glauben mag oder nicht, es ist immerhin unterhaltsam, sein Baumhoroskop nachzuschauen und zu überprüfen, ob vielleicht doch etwas dran ist. Außerdem sensibilisieren wir uns über diese Neugier für unsere Verbindung mit den Bäumen. Gehen wir am besten spielerisch damit um – und betrachten wir einfach interessiert, welche Eigenschaften uns die keltischen Baumhoroskope zuordnen!

Für das uralte Volk der Kelten hatten Bäume eine tiefe und besondere Bedeutung: als Wohnsitz von Geistern und Göttern, als heilige Haine der Druiden und als Sinnbild für Wachsen und Werden. Die Kelten glaubten, dass jeder Mensch einen Lebensbaum hat, der ihrem Charakter und dem Schicksal entspricht. Schon um 3000 v. Chr. unterteilten sie ihr Jahr in Baumzyklen, wobei der persönliche Geburtstag den „Schicksalsbaum" bestimmt, an dem man seine Stärken und Schwächen ablesen kann.

In der folgenden Übersicht findest du in der linken Spalte die zwei Phasen der Geburtszeiten und rechts den jeweils zugeordneten Baum im keltischen Baumhoroskop. Bist du beispielsweise zwischen dem 23.12. und dem 01.01. geboren oder zwischen dem 25.06. und dem 04.07., dann ist der Apfelbaum nach dem keltischen Horoskop dein Baum. Einige Bäume haben nur einen einzigen Tag, der dem Baumhoroskop zugeordnet wird. Solltest du hier zur Eiche, zur Birke, zum Olivenbaum oder zur Buche gehören, bist du nach dem keltischen Baumhoroskop etwas ganz Seltenes und Besonderes.

Die Inspirationen zum keltischen Baumhoroskop sind entnommen aus www.baumhoroskop.ch/category/baumkreis/, www.baumhoroskop.ch/, www.baumpruefung.de/keltisches-horoskop/, www.herzstueck-mag.de/keltisches-baumhoroskop/, www.universal.at/einrichten-wohnen/inspirationen/keltisches-baumhoroskop/, https://www.elle.de/keltisches-horoskop, astrowoche.wunderweib.de/dein-keltisches-baum-horoskop-welcher-ist-dein-lebensbaum-10262.html

23.12. – 01.01.	25.06. – 04.07.	Der liebende Apfelbaum
02.01. – 11.01.	05.07. – 14.07.	Die geheimnisvolle Tanne alternativ: Eibe
12.01. – 24.01.	15.07. – 25.07.	Die hilfsbereite Ulme
25.01. – 03.02.	26.07. – 04.08.	Die individuelle Zypresse
04.02. – 08.02. 01.05. – 14.05.	05.08. – 13.08.	Die anpassungsfähige Pappel
09.02. – 18.02.	14.08. – 23.08.	Die selbstbewusste Zeder
19.02. – 29.02.	24.08. – 02.09.	Die wechselhafte Kiefer
01.03. – 10.03.	03.09. – 12.09.	Die gefühlstiefe Weide
11.03. – 20.03.	13.09. – 22.09.	Die verträumte Linde
21.03.		Die robuste Eiche
23.09.		Der weise Olivenbaum
22.03. – 31.03.	24.09.. – 03.10.	Die warmherzige Haselnuss
01.04. – 10.04.	04.10. – 13.10.	Die feinsinnige Eberesche
11.04. – 20.04.	14.10. – 23.10.	Der freigeistige Ahorn
21.04. – 30.04.	24.10. – 11.11.	Der leidenschaftliche Nussbaum
15.05. – 24.05.	12.11. – 21.11.	Die aufrichtige Kastanie
25.05. – 03.06.	22.11. – 01.12.	Die ehrgeizige Esche
04.06. – 13.06.	02.12. – 11.12.	Die geschmackvolle Hainbuche
14.06. – 23.06.	12.12. – 21.12.	Der kreative Feigenbaum
24.06.		Die idealistische Birke
	22.12.	Die ambitionierte Buche

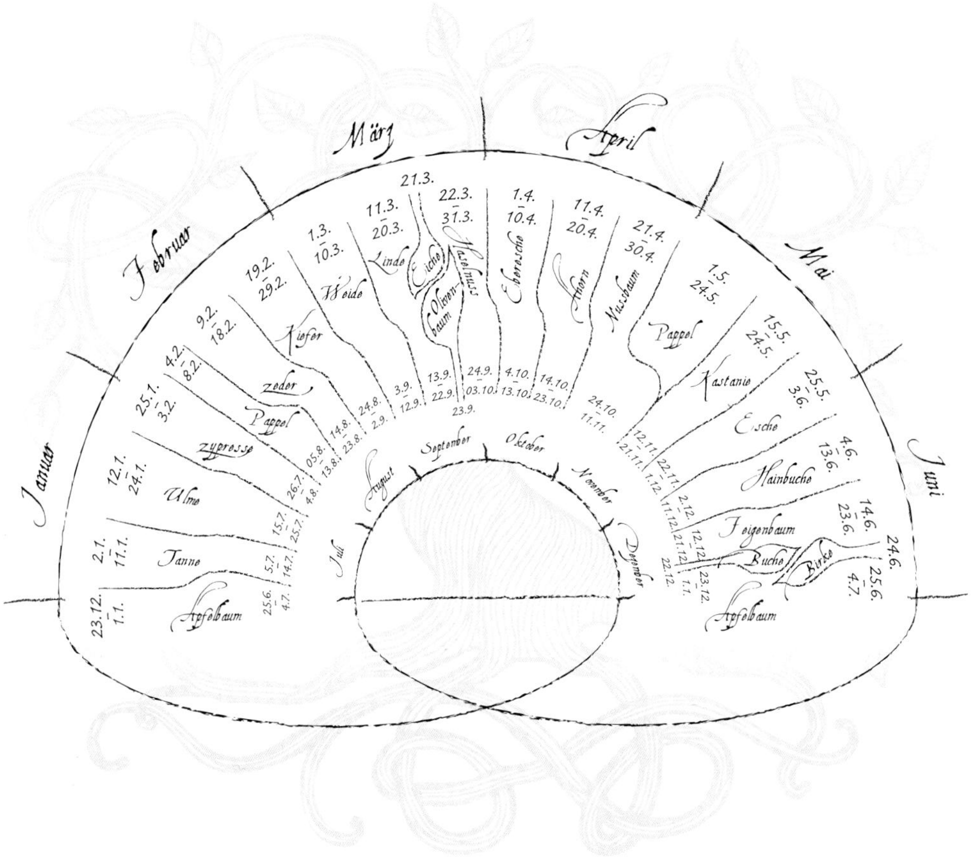
Januar
Februar
März
April
Mai
Juni
23.12. – 1.1.
Apfelbaum
25.6. – 4.7.
2.1. – 11.1.
Tanne
5.7. – 14.7.
12.1. – 24.1.
Ulme
15.7. – 25.7.
25.1. – 3.2.
Zypresse
26.7. – 4.8.
4.2. – 8.2.
Pappel
05.8. – 13.8.
9.2. – 18.2.
Zeder
14.8. – 23.8.
19.2. – 29.2.
Kiefer
24.8. – 2.9.
1.3. – 10.3.
Weide
3.9. – 12.9.
11.3. – 20.3.
Linde
13.9. – 22.9.
21.3.
Eiche
Olivenbaum
23.9.
22.3. – 31.3.
Haselnuss
24.9. – 03.10.
1.4. – 10.4.
Eberesche
4.10. – 13.10.
11.4. – 20.4.
Ahorn
14.10. – 23.10.
21.4. – 30.4.
Nussbaum
24.10. – 11.11.
1.5. – 24.5.
Pappel
12.11. – 21.11.
15.5. – 24.5.
Kastanie
22.11. – 1.12.
25.5. – 3.6.
Esche
2.12. – 11.12.
4.6. – 13.6.
Hainbuche
12.12. – 21.12.
14.6. – 23.6.
Feigenbaum
22.12.
24.6.
Buche
Birke
23.12. – 1.1.
25.6. – 4.7.
Apfelbaum
Juli
August
September
Oktober
November
Dezember

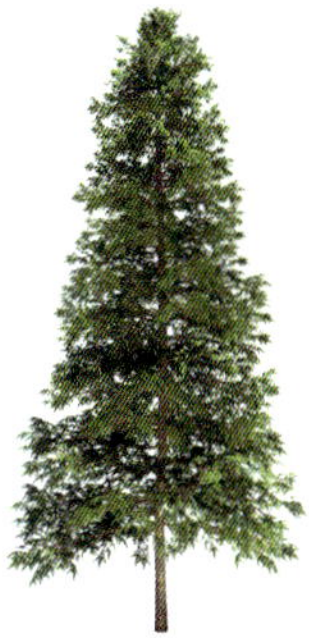

Die geheimnisvolle Tanne

2. – 11. Januar und 5. – 14. Juli

Die Tanne wirkt würdevoll und stolz. Wenn sie ausreichend Licht und Abstand zu anderen Bäumen hat, entwickelt sie sich zu einem prächtigen Baum mit ausladenden Ästen, die anderen Lebewesen Zuflucht bieten.

Charaktereigenschaften

Menschen, die im Zeichen der Tanne geboren sind, gelten als aufrecht und charakterstark. Sie wissen, was sie wollen, und handeln zielgerichtet, mit Ehrgeiz und Ausdauer. Ein im Zeichen der Tanne Geborener nimmt das Leben sehr ernst und schützt sich gründlich, um nicht verletzt zu werden. Bei starken Emotionen zieht sich die Tanne gerne zurück. Daher wirken die zielstrebigen Tanne-Menschen manchmal recht kühl und distanziert. Sie verstecken damit, wie feinfühlig und sensibel sie sind. Dabei haben sie ein freundliches Herz und gehen fürsorglich und hilfsbereit mit ihren Mitmenschen um.

Liebe und Leidenschaft

Die eigensinnige Tanne schafft sich in Herzensangelegenheiten oft Probleme und möchte gerne Respekt gegenüber ihrem eigenen Willen – sonst wendet sie sich ab und schmollt. Doch nach kurzer Zeit ist dieser Trotz meistens beendet und die Tanne zeigt sich versöhnlich. Je mehr Taktgefühl und Empathie das Gegenüber besitzt, desto unkomplizierter ist das Miteinander. Diese Mühe lohnt sich, denn wenn die Tanne einmal Vertrauen fasst, verhält sie sich kameradschaftlich, loyal und liebevoll.

Gesundheit

Manchmal muss die Tanne für Ihren Ehrgeiz mit Gesundheitsproblemen bezahlen, denn sie ist anfällig für Stresserkrankungen. Ihre Neigung zum Grübeln kann ihr auf die Stimmung schlagen. Insgesamt bieten viel Sport, Bewegung und Geselligkeit die beste Therapie für Tanne-Menschen.

Beruf und Erfolg

Am erfolgreichsten sind Tanne-Geborene, wenn sie viel eigenen Entscheidungspielraum haben. Dann entfaltet sich ihre künstlerische Ader und Kreativität am besten. Doch mit ihrem fürsorglichen Wesen ist die Tanne auch prädestiniert für soziale Aufgaben oder die Pflege kranker oder hilfsbedürftiger Menschen.

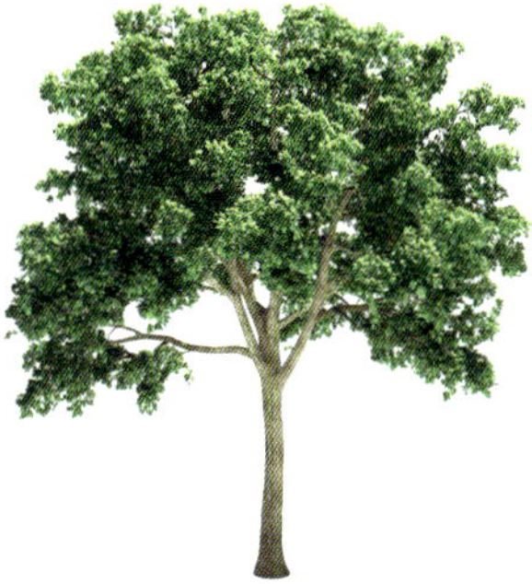

Die hilfsbereite Ulme

12. – 24. Januar und 15. – 25. Juli

Die Ulme ist stattlich, breit und in der Krone eher kugelförmig. So bietet sie Eichhörnchen und Vögeln viel Schutz.

Charaktereigenschaften

Ulme-Menschen sind sehr sozial orientiert und leben manchmal fast nur für andere Menschen. In ihrem aufopferungsvollen Wesen sind sie zugleich neugierig und möchten alles ganz genau wissen. Wenn sie das übertreiben, wirken sie auf ihre Mitmenschen allzu neugierig und sogar aufdringlich. Dabei meinen es die Ulmen nur gut, doch sie sollten ihre Einmischung taktvoll dosieren. Ulme-Geborene sind aufgeschlossen, sozial und hilfsbereit. Viele sind sehr motiviert, Not zu lindern und Missstände zu beheben, und dies auf eine besonnene und einfühlsame Art. Daher findet man Ulme-Menschen oft in Hilfsorganisationen oder in medizinischen Berufen.

Liebe und Leidenschaft

Ulmen sind sehr liebevolle Partner, sie schenken dem anderen viel Verständnis und Toleranz. Allerdings neigen sie auch zur Eifersucht und können dann verletzende Verhaltensweisen haben. Dabei sind sie selbst freiheitsliebend und lassen sich ungern Grenzen setzten. Eine Eigenheit besteht darin, vom Partner Freiheiten zu fordern, die sie ihm aber nicht gerne zugestehen. Wenn Ulme-Geborene diese Eigenschaft ablegen können, schenken sie dauerhaftes Liebesglück und genießen eine langfristige Partnerschaft.

Gesundheit

Die Bereitschaft zur Aufopferung für andere kann Defizite wie Bluthochdruck oder Herzprobleme nach sich ziehen. Auch Burn-Out gehört zu den typischen Symptomen dieses Baumzeichens.

Beruf und Erfolg

Die Ulme möchte es jedem recht machen. Dabei werden ihr Fleiß, ihr Einsatz und ihre Leistungsbereitschaft von Vorgesetzten sehr geschätzt. Doch sie stellen eigene Bedürfnisse hintenan und werden leicht ausgenutzt. Dabei geht es der Ulme gar nicht vorrangig um die Karriere, sondern um das Bewusstsein, nützlich oder sogar unentbehrlich zu sein. Anstatt die Chefetage für sich zu erobern, kümmern sich Ulme-Geborene lieber um ihr Heim und umsorgen den Partner oder die Kinder.

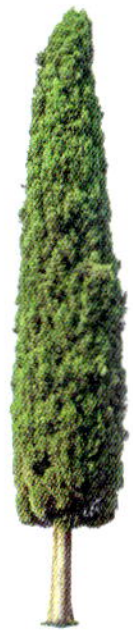

Die individuelle Zypresse

25. Januar – 3. Februar und 26. Juli – 4. August

Die Zypresse prägt das Landschaftsbild der Toskana wie kein anderer Baum. Sonnenhungrig vereint sie in sich die Widerstandskraft eines winterharten Nadelgehölzes mit der Wärme und Leichtigkeit südlicher Länder.

Charaktereigenschaften

Menschen im Zeichen der edlen Zypresse zeichnen sich durch ein auffallendes Streben nach Individualität aus. Man findet sie nicht in den ausgetretenen Pfaden der breiten Masse, sie kreieren sich lieber ihre eigenen Normen und Lebensräume. Dadurch macht sich die Zypresse das Leben mitunter schwerer als notwendig. Doch dabei entdeckt sie auf ihren eigenwilligen Wegen oft neue Inspiration und trifft außerordentlich interessante Menschen. Zypresse-Menschen sind von Kindheit an sehr eigenwillig und mitunter eigensinnig. Darf die Zypresse ihre Individualität nicht ausleben, neigt sie dazu, beißende Ironie und Sarkasmus zu entwickeln.

Dabei gilt gerade die Zypresse im keltischen Baumhoroskop als Mensch mit großer Gefühlstiefe. Sorgfältig wählt sie ihre Freunde aus und schätzt gerade diejenigen, die ihr schmeicheln, am wenigsten. Wen sie einmal in ihr Herz geschlossen hat, dem steht die Zypresse treu zur Seite und geht mit ihm durch dick und dünn. Deswegen ist sie auch ein Symbol für die Treue.

Liebe und Leidenschaft

Laut dem keltischen Baumhoroskop besitzt die Zypresse eine große Anziehungskraft auf andere Menschen, denn sie ist fröhlich, optimistisch und hilfsbereit. Als Partner ist sie treu, aber niemals langweilig.

Gesundheit

Vor allem, wenn sich die Zypresse in ihrer Individualität ausleben darf, ist sie kerngesund und vital. Nur ihr Herz reagiert mitunter sehr empfindsam bis empfindlich auf negative Lebenssituationen, darauf sollte sie achtgeben.

Beruf und Erfolg

Ihre Individualität ist ihr wichtiger als die Karriere. In ihrer manchmal eigenwilligen Art ecken Zypressen bei Kollegen und Vorgesetzten schon einmal an; daher lieben sie es, eine selbstständige und freiberufliche Tätigkeit auszuüben.

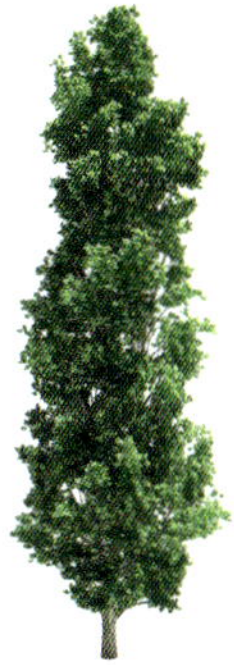

Die anpassungsfähige Pappel

4. – 8. Februar und 1. – 14. Mai und 5. – 13. August

Als junge Bäume sind Pappeln sehr geschmeidig und flexibel. Später sind sie hoch, standfest und mit ihren tiefen Wurzeln fest geerdet.

Charaktereigenschaften

Pappel-Geborene streben nach Licht und Erfolg. In der Jugend sind sie neugierig und voller Forschungsdrang, experimentieren gerne und probieren alles aus. Hat die Pappel ihre Bestimmung gefunden, verwirklicht sie voller Tatendrang ihre großen Pläne. Dabei schießt sie manchmal über ihr Ziel hinaus und sollte darauf achten, keinen Größenwahn zu entwickeln.

Große Menschenansammlungen mögen Pappel-Geborene nicht, lieber haben sie einen überschaubaren Kreis von Leuten um sich. Sie gelten als gute Zuhörer und sind sehr umgängliche, freundliche Menschen. Im Familienkreis schätzt man auch ihre Ehrlichkeit und ihr Einfühlungsvermögen. Mit ihrem Instinkt, Unwahrheiten zu entlarven, sind sie stets bestrebt, die Wahrheit zutage zu fördern.

Liebe und Leidenschaft

Wichtiger als Leidenschaft ist der Pappel Beständigkeit und Geborgenheit. Als sensible, rücksichtsvolle Wesen suchen sie einen Lebensgefährten, der auf sie eingeht und in Krisenzeiten zu ihr hält. Dabei sind die Pappel-Geborenen aber auch oft recht kritisch mit sich selbst und mit ihren Partnern. Sie neigen dazu, jede Kleinigkeit zu hinterfragen und das Für und Wider langwierig abzuwägen, bevor sie sich wirklich auf einen Partner einlassen. Daher sind im Zusammenleben mit Pappel-Geborenen Toleranz, Gelassenheit und Geduld gefragt.

Gesundheit

Menschen im Zeichen der Pappel gelten als robust und vital, sie können ein hohes Alter erreichen. Nur auf ihre Atemwege und Lunge sollten sie achten.

Beruf und Erfolg

Eigentlich sind Pappeln sehr rational und nüchtern. Doch aufgrund ihrer großen Anpassungsfähigkeit kommen die flexiblen Pappel-Menschen in so gut wie jedem Berufsfeld hervorragend zurecht und beweisen im Umgang mit anderen Menschen viel Geschick. Intuitiv erkennen sie, wann sie sich besser zurückhalten sollten und wann sie ihre Meinung offen vertreten können. Das verschafft ihnen sowohl im Arbeitsleben als auch privat viele Vorteile. Geistig wach erfassen sie neue Zusammenhänge schnell und können gezielt Lösungsstrategien entwickeln.

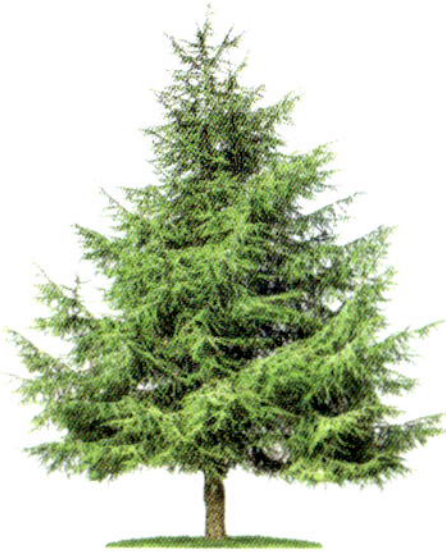

Die selbstbewusste Zeder

9. – 18. Februar und 14. – 23. August

Zedern sind sehr hohe mächtige Bäume, die ein sehr hohes Alter von bis zu tausend Jahren erreichen können. Sie sind von besonderer Schönheit, bei Einzelstand fallen sie oft schon von Weitem durch ihren skurrilen Wuchs auf.

Charaktereigenschaften

Als Abbild des Baumes fallen Zeder-Geborene oft durch ihre außergewöhnliche Persönlichkeit auf. Von selbst stehen sie im Mittelpunkt und nehmen gerne das Ruder in die Hand. Die große Stärke der Zeder liegt darin, selbstbewusst durchs Leben zu gehen und sich nicht von anderen Meinungen irritieren zu lassen. Allerdings ist das gleichzeitig auch ihre Schwäche, denn damit stoßen sie ihre Mitmenschen häufig vor den Kopf. Als ausgeprägte Individualisten meistern sie die meisten und schwierigsten Aufgaben des Lebens allein.

Liebe und Partnerschaft

Das Zusammenleben mit einem Partner ist laut dem keltischen Baumhoroskops nicht immer einfach. Zeder-Geborene machen kaum Kompromisse und sind sehr auf sich selbst zentriert. Auch wenn die Zeder von anderen selbstbewussten Menschen angezogen wird, strebt sie bald doch nur danach, diese zu erobern. Daher ist langfristig ein Partner, der gerne Schutz sucht, für die dominante Zeder am besten für ein harmonisches Miteinander. Dann profitieren sowohl der Partner als auch die engen Freunde von der positiven Ausstrahlung der Zeder und von ihrem ansteckenden Optimismus.

Gesundheit

Die große Lebensenergie und der vitale Optimismus der Zeder spiegeln sich auch in ihrer Gesundheit wider. Die fast immer positive Einstellung zum Leben in Verbindung mit dem Glauben an sich selbst lassen die Zeder auch vor Gesundheit strotzen. Sie hadern selten mit den Gegebenheiten, eine depressive Stimmung oder Selbstzweifel sind ihnen fremd. Die körperlichen Schwachstellen zeigen sich in erster Linie bei der Muskulatur. Mit ihrem Willen und Optimismus überfordern sie den eigenen Körper leicht, auch Herz und Kreislauf sind anfällig für Beschwerden.

Beruf und Erfolg

Mutig und kompromisslos erobern sich die Zeder-Geborenen Führungspositionen. Problemlos treffen sie schwierige Entscheidungen und halten an ihrem Standpunkt unumstößlich fest. Schwierig also für alle Mitarbeiter oder Kollegen, wenn es zu Diskussionen kommt. Hier stößt die Zeder an ihre Grenzen. Doch wenn Zeder-Menschen alleine arbeiten, schöpfen sie ihre Kraft aus: Mutig und zuversichtlich wagen sie sich an neue Projekte und bewältigen diese eigenständig und erfolgreich. Die Zedern entwickeln aus ihrem guten Geschmack in Verbindung mit ihrem Eroberungsdrang einen Instinkt für erfolgreiche neue Projekte.

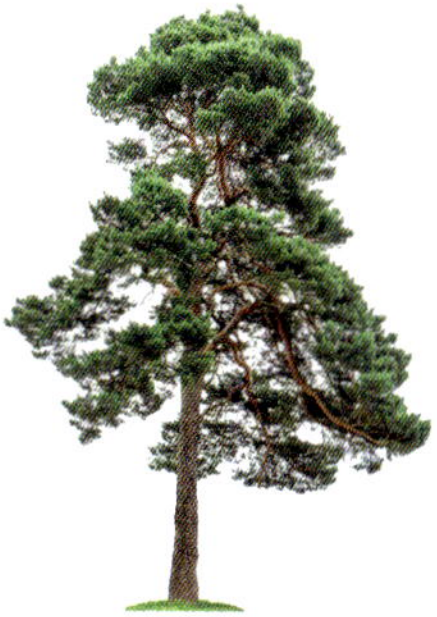

Die wechselhafte Kiefer

19. – 29. Februar und 24. August – 2. September

Die Kiefer hat viele Unterarten und ist der in nördlichen kühlen Regionen am meisten verbreitete Baum.

Charaktereigenschaften

Kiefer-Geborene sind wählerisch und wankelmütig. Ihr anfangs starkes Interesse an Menschen und Dingen verflüchtigt sich bald wieder und sie suchen nach einem neuen spannenden Reiz. Trotzdem erledigen sie Aufgaben mit Disziplin und Verstand. Mitunter wägen sie Entscheidungen langwierig ab, was für Umgebung anstrengend sein kann. Den im keltischen Zeichen der Kiefer Geborenen würde es guttun, häufiger loszulassen und einfach Lebensfreude zu genießen. Wer den Kiefer-Menschen etwas Gutes tun möchte, sollte sie zum Lachen bringen. Diese Lockerheit bekommt ihnen gut.

Liebe und Partnerschaft

Schnell ist die Kiefer entflammt und verliebt, doch es ist nicht einfach, sie zu halten. Es fällt ihr schwer, sich tief und dauerhaft auf einen Partner einzulassen. Schon gar nicht mag sie es, die Kontrolle abzugeben und sich fallen zu lassen. Hat die Partnerschaft aber wirklich feste Wurzeln geschlagen, dann genießt die Kiefer die Zweisamkeit unbeschwert und kann ihre Gefühle mit dem anderen teilen. Die Liebe der Menschen im keltischen Zeichen der Kiefer ist tief, treu und ehrlich, das Gefühl von Geborgenheit lässt die Kiefer unbeschwerte Fröhlichkeit erleben.

Gesundheit

Unter den Kiefern sind etliche „Kontrollfreaks", doch das kontrollierte und planmäßige Leben hat durchaus Schattenseiten. Die Kiefer neigt manchmal zum Grübeln, dann hinterfragt sie womöglich alles und jedes, Zweifel schlagen ihr aufs Gemüt. Großes Unbehagen verspürt die Kiefer, wenn sie das Gefühl hat, die Kontrolle zu verlieren. Die daraus entstehenden Ängste können ihr auf den Magen schlagen; die Kiefer-Menschen sollten daher vor allem auf ihren Magen achten, sich von leicht verdaulicher Kost ernähren und Stress meiden. Neben Magen und Darm sind auch Ohren und Augen ihre körperlichen Schwachstellen. Generell empfiehlt es sich für die kontrollierten und doch so wankelmütigen Kiefern, die Verantwortung auch mal abzugeben und die Seele baumeln zu lassen.

Beruf und Erfolg

Die Kiefer-Geborenen arbeiten mit analytischem Verstand. Hinzu kommt ihre große Stärke, auch bei schwierigsten Herausforderungen die Nerven zu behalten. Immer bewahren sie den Überblick und kontrollieren auch die stressigsten Situationen souverän. Problematisch kann es allerdings werden, wenn es der Kiefer nicht schnell genug geht.

Mit kribbeliger Ungeduld erwartet sie von anderen die gleiche Analytik, Nervenstärke sowie das Organisationstalent und Durchhaltevermögen. Jedenfalls finden sich die Kiefer-Menschen durch ihren starken Ehrgeiz, ihre Disziplin und die Fähigkeit zu analytischer Sachlichkeit oft in gehobenen Positionen.

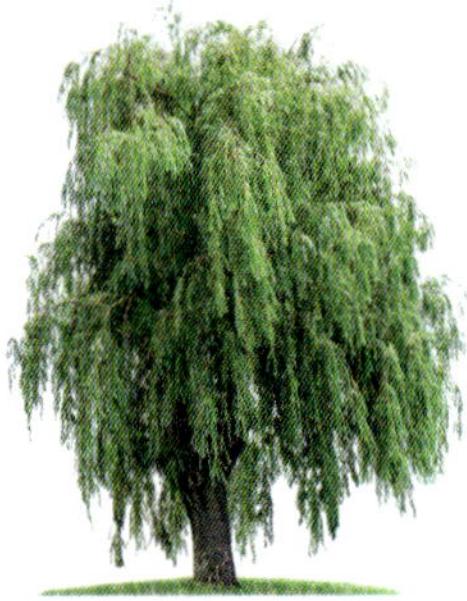

Die gefühlstiefe Weide

1. – 10. März und 3. – 12. September

Die Weide ist durch starke Wurzeln fest mit dem Erdreich verbunden und vermag ihrer Umgebung sicheren Halt zu gewähren. Weidenbäume bevorzugen Standorte in Wassernähe und Weide- Menschen nehmen am Fluss des Lebens regen Anteil.

Charaktereigenschaften

Weide-Geborene sind realistisch und gelten als rationale Menschen. Dabei hinterfragen sie sehr kritisch ihre eigenen Handlungen und überprüfen sich selbst. In ihrer sachlichen und gründlichen Art fühlen sie sich oft missverstanden und können Kritik von außen schlecht ertragen. Verträumtes und sorgloses „In den Tag hinein leben" ist Weide-Menschen fremd. Als Realisten stehen sie mit beiden Beinen fest auf der Erde und behalten das Wesentliche im Blick. Bei aller Sachlichkeit ist die Weide aber ein echter Familienmensch. Sie liebt es, in einem stabilen Familienverbund zu leben, das gibt ihr Sicherheit und Selbstvertrauen. Auch sucht sie die Geselligkeit mit guten Freunden und Gleichgesinnten, die sich mit ihr auf einer Wellenlänge befinden. In ihrer Freizeit engagiert sie sich gern in Vereinen. Sie liebt festliche Veranstaltungen und Familienfeiern. Das Unkonventionelle mag die Weide gar nicht und von impulsiven, lauten oder chaotischen Menschen hält sie sich fern.

Liebe und Leidenschaft

Mit ihrer zarten Seele sind die Weide-Geborenen bei aller Sachlichkeit sehr harmoniebedürftig. Sie streben eine feste Partnerschaft mit einem einfühlsamen lieben Menschen an. Seitensprünge sind nicht ihre Sache, die Weide ist treu und ihrem einmal gewählten Lebensgefährten sehr verbunden.

Gesundheit

Über Schicksalsschläge oder Misserfolge kommen im keltischen Weide-Zeichen geborene Menschen schwer hinweg. Oft versinken sie nach solchen Krisen in Traurigkeit und Melancholie. Erlebt die Weide in ihrem näheren Umfeld zu viel an negativen Emotionen, zieht sie sich in sich selbst zurück, versteckt und getarnt hinter einer schützenden Mauer aus Ironie und Sarkasmus.

Beruf und Erfolg

Oft haben die empfindsamen Weiden eine künstlerische Ader und ausgeprägtes Talent. Sie lieben es, kreativ tätig zu sein, wobei sie – zum Beispiel am Klavier – ihre melancholische Grundstimmung zum Ausdruck bringen. Ansonsten lieben es die Weide-Geborenen, zu organisieren und zu planen. Sie fühlen sich in einem klar strukturierten Arbeitsumfeld wohl. Aufgrund ihrer Offenheit und Kameradschaftlichkeit sind sie beliebt als Kollegen und geschätzt als Mitarbeiter.

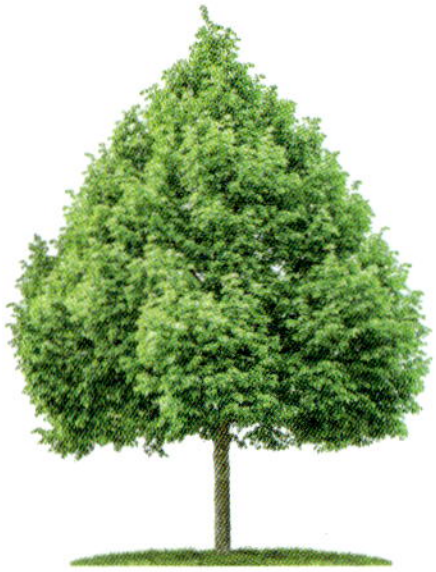

Die verträumte Linde

11. – 20. März und 13. – 22. September

Die Linde gehört zu den heilenden Bäumen, vor allem ihre Blüten haben heilsame Eigenschaften. Die hochaufragende ausladende Krone bietet Schutz und Lebensraum für viele Tiere. Charakteristisch für diesen Baum sind seine weichen herzförmigen Blätter und die süß duftenden Blüten.

Charaktereigenschaften

Linde-Geborene sind freundlich und gesellig. Mit ihrem großen Herzen widmen sie sich gern sozialen Aufgaben und gehen offen und ehrlich auf andere Menschen zu. Ihr soziales Verantwortungsgefühl animiert sie dazu, andere zu beschützen und zu bemuttern. Gleichzeitig neigen Linde-Menschen jedoch zu Tagträumerei, wobei sie sich leicht in Wunschdenken von Glück, Erfolg und Reichtum verlieren. Dabei bleiben

Motivation und Antriebskraft, die für die Verwirklichung dieser Wünsche erforderlich wären, oft auf der Strecke. Andererseits richten sie sich mit ihrem Sinn für Schönheit und Balance in ihrem Leben gemütlich und ansprechend ein. Sie haben oft einen sehr großen Freundes- und Bekanntenkreis, aus dem sie Kraft schöpfen und ihre Freunde durch Herzenswärme und unaufdringliche Gastlichkeit für sich einnehmen. Ihre Mitmenschen schätzen sie wegen ihrer positiven Lebenseinstellung und ihrem liebenswerten sonnigen Gemüt.

Liebe und Leidenschaft

Linde-Geborene sind höchst anspruchsvoll gegenüber einem künftigen Lebensgefährten. Mitunter suchen sie sehr lange und tun sich schwer damit, den richtigen Partner zu finden. In einer Liebesbeziehung brauchen die Linde-Geborenen sowohl Freiraum als auch Schutz. Der Partner sollte die träumerische Neigung akzeptieren, dann ist die Linde eine liebevolle und tolerante Lebensgefährtin mit goldenem Herzen. Linden sind die geborenen Familienmenschen, vor allem in der Elternrolle blühen sie regelrecht auf.

Gesundheit

Normalerweise sind Linden gesund und vital. Nur die sensible Haut bereitet ihnen manchmal Probleme und auch das Immunsystem ist nicht das stärkste. Mit gesunder Ernährung und Sport, vor allem an der frischen Luft, können sie diese kleinen Schwachstellen aber gut kompensieren.

Beruf und Erfolg

In ihrer träumerischen Art haben es Linden im Berufsleben oft schwer. Auch wenn Karriere und Luxus sie durchaus reizen, fehlt es am nötigen resoluten Durchsetzungsvermögen. Dagegen sind sie als Künstler sehr erfolgreich, hier können sie ihre verspielte

Fantasie und Vorstellungskraft fruchtbar einsetzen. Ob als Maler, Architekt oder Designer in anderen Bereichen, hier können sich die Linden ausleben. Gleichermaßen ist das Linde-Zeichen in sozialen Berufen ideal mit seiner sozialen Einstellung; sowohl in der Kinderbetreuung, der Kranken- und auch der Altenpflege ist die fürsorgliche und empathische Linde eine Wohltat für jene, die sie betreut.

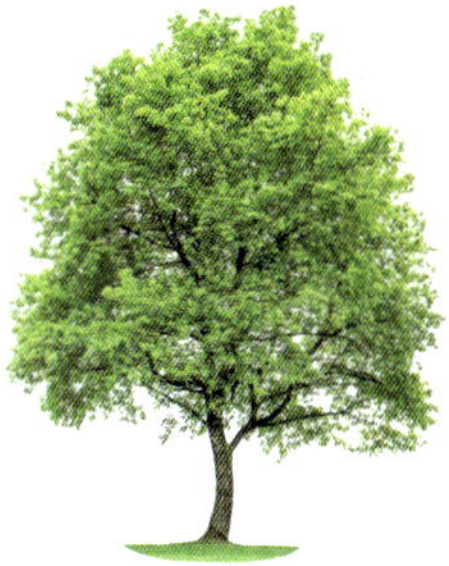

Die robuste Eiche

Nur 21. März

Solltest du im keltischen Baumzeichen Eiche geboren sein, bist du eine Besonderheit, denn dieses Zeichen gibt es nur an einem einzigen Tag im Jahr, wenn der Frühling beginnt. Der robuste Eichenbaum meistert mit kräftigem Wuchs und starken tiefreichenden Wurzeln auch heftige Stürme. Eine Eiche dient sogar schwächeren Bäumen als Schutzschild und steht als Sinnbild für Gesundheit und hohes Alter.

Charaktereigenschaften

Im keltischen Baumhoroskop heißt es, dass Eiche-Menschen genauso gut austeilen wie einstecken können. Die alltäglichen Herausforderungen meistern sie mit Mut und Tatendrang, robust und unerschrocken. Dabei haben Eiche-Geborene gleichzeitig eine sensible und warmherzige Seite. Sie beschützen gerne und sind ihren Mitmenschen eine zuverlässige Stütze. Die Eiche ist sehr loyal und freundlich, sie begegnet anderen Menschen mit Toleranz und Entgegenkommen. Dabei ist sie extrovertiert und steht gerne im Mittelpunkt, wobei sie unbewusst andere zur Seite drängt. Das Selbstvertrauen und die positive Ausstrahlung machen Eiche-Charaktere zu geborenen Anführern, zum Beispiel als treibende Kraft bei Unternehmungen im Familien- und Freundeskreis. Als kooperativer Teamplayer haben sie oft eine führende Position in Mannschaftssportarten inne.

Liebe und Leidenschaft

Eiche-Geborene sind sich ihrer Stärke bewusst. Sie lieben Bewunderung und dominieren gerne. Das macht es ihnen oft schwer, gleichwertige Partner zu akzeptieren. Gelingt es aber, einen Eiche-Menschen zu erobern, kann eine schöne und langfristige Beziehung entstehen, denn Eiche-Geborene sind treue und leidenschaftliche Liebhaber. Sprunghaftigkeit und Oberflächlichkeit sind ihnen zuwider. Von Freunden einmal abgesehen ist die Familie das Wichtigste für sie.

Gesundheit

Die vitale Eiche braucht ab und zu ein Ventil, um überschüssige Kräfte loszuwerden. Manchmal führt das sogar zu aggressivem Verhalten, cholerischen Ausbrüchen und Bluthochdruck. Ansonsten strotzen Eichen vor Gesundheit und Vitalität bis ins hohe Alter.

Beruf und Erfolg

Als Anführer, Macher und Führungspersönlichkeiten gelingt Eiche-Menschen das, was sie anpacken. Voller Tatendrang vermögen sie, andere zu motivieren; daher sind sie gesuchte Mitarbeiter und Projektleiter. Selbstständiges Arbeiten ist ihre Stärke, dann können sie oft spontan mit ihren Plänen begeistern. Ihre ausgeprägte Intuition und ein verlässliches Bauchgefühl lassen die Eiche den richtigen Ton treffen und ihre Chancen nutzen.

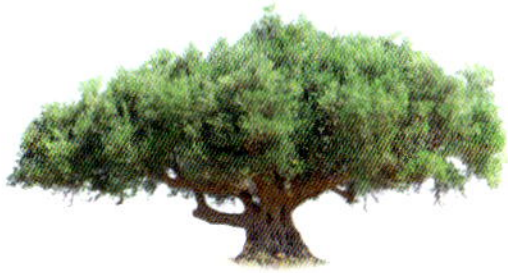

Der weise Olivenbaum

Nur 23. September

Im keltischen Baumhoroskop steht der Ölbaum, für uns vertrauter unter dem Namen Olivenbaum, allein, und zwar nur für den Tag des 23. September. Die drei weiteren singulären Horoskop-Bäume Eiche, Buche und Birke stehen ebenfalls nur für einen einzigen Tag. Dabei stehen Eiche und Olivenbaum für die beiden Tagundnachtgleichen am Frühlings- und Herbstanfang; an diesen Tagen sind Tag und Nacht jeweils gleich lang. Buche und Birke markieren dagegen die beiden Sonnenwenden am Sommer- und Winteranfang. Hier erreicht die Sonne im Jahreslauf jeweils ihren höchsten bzw. tiefsten Stand über der Horizontlinie. Daraus ergibt sich zum einen im Sommer der längste Tag und die kürzeste Nacht, im Winter der kürzeste Tag und die längste Nacht.

Charaktereigenschaften

Die Ausgewogenheit bei der Tagundnachtgleiche zeichnet auch den Charakter der mit diesem Horoskop geborenen Menschen aus. Dem Ölbaum wird vor allem das Thema Weisheit zugesprochen.

Olivenbaum-Geborene mögen Wärme, Sonne und aufrichtige Gefühle, sie erblühen geradezu in ihren liebevollen Gefühlen. Menschen im keltischen Zeichen des Öl- oder Olivenbaums verfügen generell über Sachlichkeit, Vernunft und eine angenehme Ausgeglichenheit. Als diskrete Persönlichkeiten mischen sie sich kaum in das Leben anderer ein. Dort, wo Aggressionen und Gewalt entstehen, gehen sie andere Wege. Typisch für einen solchen Menschen ist vor allem die Weisheit. Außerdem gehören Lern- und Wissbegierde, lebenslange Freude an der Beobachtung der Welt und der Menschen zu den klassischen Eigenschaften dieses klugen und weisen Charakters.

Als eine seiner wenigen Schwächen gilt die ausgeprägte Kritiksucht. Häufig neigt er auch zu Pedanterie und wirkt allzu ernst und humorlos. Dabei folgen Olivenbaum-Geborene einfach nur unbeirrbar ihren Zielen. Sie haben ein starkes Gerechtigkeitsgefühl und besitzen eine tiefe Empathie. Mit ihrer inneren Gelassenheit und Ruhe können sie sich in andere hineinversetzen und ihre Leiden nachempfinden. In ihrer Gefühlstiefe erkennen sie empathisch die Sorgen und Nöte anderer und reagieren darauf mit ehrlichem Mitgefühl. Auch wenn sie oft distanziert wirken, bedeutet das keine Gleichgültigkeit, sondern Toleranz und Zurückhaltung.

Liebe und Leidenschaft

In seinen aufrichtigen Gefühlen benötigt der Olivenbaum lange Zeit für die Partnerwahl. Hat er sich aber schließlich geöffnet und festgelegt, ist er lebenslang ein treuer, zuverlässiger und gefühlsbetonter Lebensgefährte. Sein Partner sollte wertschätzen, dass die Olivenbaum-Persönlichkeit ihre Weisheit aus der inneren Intuition und Ruhe schöpft. Mit dieser Anerkennung sind die Olivenbäume angenehme und treue Partner.

Dennoch können sie als Partner manchmal auch Disharmonie zeigen und verspüren vielleicht Eifersucht oder kritisieren am anderen herum. Meistens schöpfen sie jedoch aus ihrer Ruhe eine ausgewogene Kraft. Die klare Entschlossenheit bei der Umsetzung ihrer Ziele ist von Weitblick geprägt und die Konsequenzen werden vorab sorgfältig durchdacht. Sie geben normalerweise nicht unaufgefordert Ratschläge. Nur in ihrem vertrauten Umfeld neigen sie zu ständiger Kritik am Partner, den Angehörigen und engen Freunden. Dieses Verhalten steht im engen Zusammenhang mit dem Verantwortungsbewusstsein, das Olivenbaum-Geborene vor allem für ihre Familie und Freunde empfinden.

Gesundheit

Die Menschen des Olivenbaums lieben wie ihr keltisches Baumzeichen Wärme und Sonne. In einem kühlen und feuchten Klima sind die daher anfällig für rheumatische Erkrankungen. Hier helfen Wärme und Ruhe. Auch die Verdauung und der Stoffwechsel gehören zu ihren gesundheitlichen Schwachstellen.

Beruf und Erfolg

Da Olivenbaum-Menschen ihr Leben strukturieren und überschaubar halten und außerdem ihre Ziele besonnen, aber beharrlich verfolgen, sind sie sehr erfolgreich im Beruf, Sport oder Hobby. Das Naturell des Olivenbaum-Geborenen ist heiter und sein Taktgefühl und seine Diskretion machen ihn zu einem angenehmen und auch liebenswürdigen Mitarbeiter. Olivenbaum-Persönlichkeiten verfügen über ein besonderes diplomatisches Geschick und streben stets den Ausgleich zwischen den Menschen an. Bei ihren Entscheidungen behalten sie die Gesamtheit im Blick und lösen selbst schwierige Probleme im Sinne der Gemeinschaft.

Kontroversen, Aggressionen und Gewalt mögen sie dagegen gar nicht. Sie gelten als kluge Strategen und gute Berater, die auch in komplizierten Situationen den klaren Überblick behalten. Sie sind auch geeignet, um als Diplomaten oder Therapeuten zu arbeiten. In jedem Fall sind sie eine Bereicherung in jedem Tätigkeitsfeld, das sie sich auswählen. Zudem können sie sich gut mit sich selbst beschäftigen. Bücher stillen ihren Wissensdurst und stärken ihre Fantasie. Sie halten sich auch gerne in der Umgebung kluger Menschen auf. Diese schönen Charaktereigenschaften befähigen die Olivenbaum-Menschen, Glück und Frieden zu schaffen.

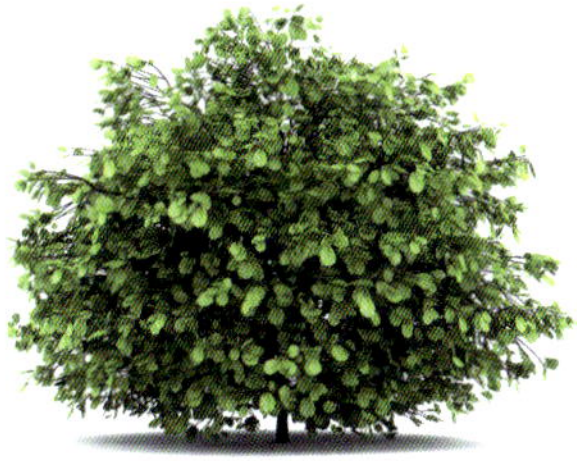

Die warmherzige Haselnuss

22. – 31. März und 24. September – 3. Oktober

Typischerweise stehen Haselnuss-Sträucher in Gruppen zusammen und säumen Feld- und Waldränder. Sie sind anspruchsvoll und brauchen nahrhaften Boden, ansonsten gedeihen sie mit viel Licht und Wärme. Unter unvorteilhaften Bedingungen verkümmern sie.

Charaktereigenschaften

Genau wie der baumartige Strauch sind auch Menschen im keltischen Zeichen der Haselnuss gesellig. Sie zeichnen sich durch ihren ausgeglichenen Charakter aus, schätzen ein harmonisches Umfeld und lachen gerne und viel. Dabei steckt In jeder Haselnuss auch ein Idealist und Weltverbesserer. So beobachtet sie aufmerksam und hilfsbereit ihre Umgebung und versucht, Missstände oder Probleme zu beseitigen. Mit ihren hohen Idealen streben Haselnuss-Menschen nach Harmonie und Vollkommenheit.

Um ihr warmherziges Wesen zu entfalten, braucht die Haselnuss positive Lebensumstände und ebenso warmherzige Menschen wie sie selbst. In einer negativen, dumpfen Umgebung entwickelt sie sich dagegen zu einem frustrierten Nörgler und Besserwisser. Intuitiv erspüren Haselnuss-Geborene die Befindlichkeit ihrer Mitmenschen. Sie wissen beispielsweise, wann ihr Gegenüber Zuspruch braucht, oder wann es taktvoller ist zu schweigen. Doch Haselnüsse können, wenn nötig, auch jederzeit klar und offen ihre Meinung sagen und dazu stehen.

Liebe und Leidenschaft

Mit der gut gelaunten und verständnisvollen Haselnuss lebt es sich sehr angenehm. Ihr Familiensinn und tolerantes Verhalten machen dieses Baumzeichen zum idealen Partner für eine langfristige und harmonische Beziehung.

Gesundheit

Stress und Ärger bereiten dem Haselnuss-Geborenen Probleme. Dann können Erkrankungen der Verdauungsorgane auftreten, also an Magen, Darm, Leber und Galle.

Beruf und Erfolg

Die Haselnuss-Geborenen sind bescheiden in ihrem Arbeitsleben und ohne große Karriereambitionen. Ein gutes, friedliches Arbeitsumfeld und eine Tätigkeit, die ihren wachen Geist beansprucht, sind die Bedingungen die Haselnuss-Menschen lieben. Manchmal erwachen die verborgenen Talente, die sie für bestimmte Aufgaben besonders qualifizieren. Ihre Toleranz und ihr herzlicher Charme machen sie zu beliebten Mitarbeitern, die sich durchaus bis in eine Führungsposition hocharbeiten können.

Es kann sich bei Haselnuss-Menschen aber auch so etwas wie eine Aufbruchsstimmung zeigen: Oft brechen sie in der zweiten Lebenshälfte nochmal auf und erobern neue

Ufer. Das kann alle Bereiche betreffen, zum Beispiel eine neue Berufstätigkeit, die Auswanderung in einen anderen Kontinent, eine neue Partnerschaft oder die Selbstständigkeit in ihrem Aufgabenbereich.

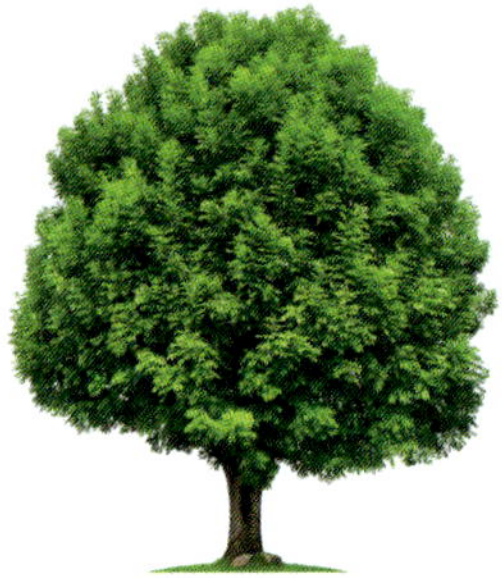

Die feinsinnige Eberesche

1. – 10. April und 4. – 13. Oktober

Die Eberesche gilt in der keltischen Mythologie als Vermittlerin zwischen der Winterzeit und dem Sommer. Als genügsamer Laubbaum harmoniert sie gut mit anderen Bäumen und Sträuchern.

Charaktereigenschaften

Den Eberesche-Geborenen sagt man eine Art sechsten Sinn für ihre Mitmenschen nach. Sie fühlen sich gut in Situationen und in andere Menschen hinein; aus dieser intuitiven Einfühlsamkeit heraus handeln sie besonnen und überlegt. Diese diplomatische Ader macht sie auch zu guten Vermittlern und Streitschlichtern.

In ihrer natürlichen Bescheidenheit und Genügsamkeit sind die im Zeichen der Eberesche Geborenen sehr umgänglich und kommen mit jedem gut zurecht, der einen aufrichtigen Charakter hat. Manche stören sich am überaus starken Harmoniebedürfnis, das die Ebereschen dazu veranlassen kann, sich in Streitereien einzumischen und um jeden Preis zu schlichten und für Frieden zu sorgen. Dabei sind Eberesche-Geborene kameradschaftlich und fröhlich, sie finden überall schnell Anschluss.

Liebe und Leidenschaft

Die Harmoniesucht der Ebereschen wird ganz besonders in der Partnerschaft ausgelebt. Auf stürmische Leidenschaft steht sie weniger und häufiger Partnerwechsel liegen ihr gar nicht. Stattdessen mögen Eberesche-Menschen eine ausgeglichene Beziehung mit gegenseitigem Verständnis und einem wohldosierten Maß an Erotik und Romantik. Bis sie sich allerdings auf einen Partner festlegen, kann es dauern, denn sie wägen in ihrer Besonnenheit sehr lange ab. Im Extremfall warten sie sogar zu lange und verpassen dadurch verschiedene Chancen auf eine langfristige Partnerschaft.

Im Rahmen des Familienlebens fügen sie sich problemlos in ihre Rolle ein und übernehmen die anfallenden Pflichten und Aufgaben ganz selbstverständlich.

Gesundheit

Der Eberesche-Geborene ist sehr sensibel. Probleme, Sorgen und Stress gehen ihm buchstäblich unter die Haut. Er kann unter Ausschlägen, Allergien oder Neurodermitis-Schüben leiden. Auch andere psychosomatische Erkrankungen sind bei ihm anzutreffen, mitunter neigt er in seiner dünnhäutigen Art sogar zu depressiven Verstimmungen.

Beruf und Erfolg

Im Berufsleben kommt der Eberesche ihr diplomatisches Geschick sehr zugute. Sie ist sehr interessiert an ihrer Tätigkeit und nimmt Weiterbildungsangebote gerne wahr. Auf der anderen Seite hemmt sie ihre überlegte Vorgehensweise jedoch daran, in kritischen

Situationen rasch Entscheidungen zu treffen. Außerdem können Ebereschen Angeboten von Kollegen schwer etwas entgegensetzen. Durch ihre Unfähigkeit, „Nein“ zu sagen, neigen sie dazu, sich im Arbeitsalltag zu viel aufzubürden. Sie sollten verstärkt darauf achten, dass sie sich nicht überlasten und ausnutzen lassen.

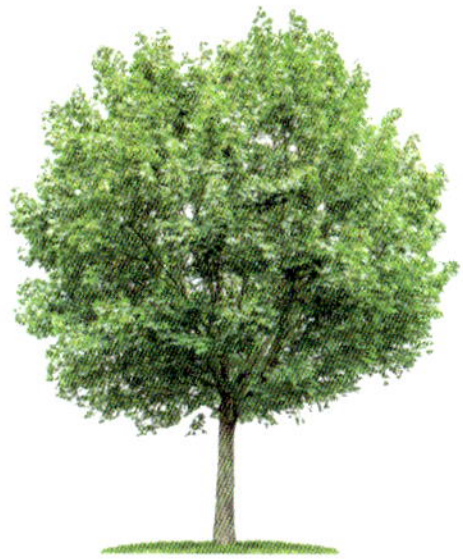

Der freigeistige Ahorn

11. – 20. April und 14. – 23. Oktober

Der Ahorn ist ein ausdrucksvoller Baum. Gern wächst er zusammen mit anderen Ahornbäumen in Baumgruppen, doch in einem gewissem Abstand, sodass er ausreichend Licht und Freiraum hat, um sich ungestört entfalten zu können.

Charaktereigenschaften

Im keltischen Baumzeichen des Ahorns Geborene sind selbstbewusst, würdevoll und stolz. Gesellschaftliche Normen bedeuten ihnen wenig, sie leben lieber unkonventionell und nach eigenen Regeln. Das kann durchaus einmal unangenehm auffallen, doch dann setzt der Ahornbaum seinen natürlichen Charme ein – und niemand kann ihm lange böse sein, denn dafür ist er viel zu unterhaltsam und energiegeladen. Der Ahorn-Geborene liefert dauernd ungewöhnliche Ideen und plant ausgefallene Unternehmungen. Fast jeden Tag ist diese unkonventionelle Persönlichkeit für eine Überraschung gut. Der charakterstarke Ahorn-Mensch braucht in seiner Kindheit am besten eine konsequente Erziehung, aber mit Freiraum, um seine Grenzen austesten zu können. Für die Entwicklung zu einer starken Persönlichkeit ist das ideal und dann kann der Ahorn seine ausgeprägten Führungsqualitäten entfalten. Seinen Bewegungsdrang lebt er am liebsten beim Sport aus und ist als Teamplayer und durch seine planvolle Zielstrebigkeit beliebt und geschätzt. Im Familienverband schlägt der Ahorn allerdings gern mal über die Stränge.

Liebe und Leidenschaft

Dem Ahorn-Geborenen fällt es aufgrund seines Freiheitsdrangs und seiner Lust auf Neues schwer, sich langfristig zu binden. Als Liebhaber ist er auf Spannung aus und sucht Menschen, die ihm in jeder Hinsicht auf Augenhöhe begegnen. Offenherzig, wie er ist, mag er einer kurzen Romanze viel abgewinnen, manchmal kann er sich aber auch auf eine längerfristige innige Beziehung einlassen. Dabei ist Treue nicht unbedingt seine vorrangige Eigenschaft, aber langweilig wird es mit diesem sprunghaften Freigeist sicher nicht.

Gesundheit

Ahorn-Geborene besitzen keine allzu robuste Gesundheit. Atemwege und Lunge, Herz und Nerven können Probleme bereiten, wenn sie sich zu wenig Ruhe gönnen und ein allzu wildes Leben führen.

Beruf und Erfolg

Ahorn-Menschen setzen sich gerne über Normen hinweg, sie sind neugierig, wach und lebendig. Aus ihnen können ebenso gut Forscher werden wie Philosophen. Auch als Freiberufler und Kreative sind diese agilen Individualisten sehr erfolgreich.

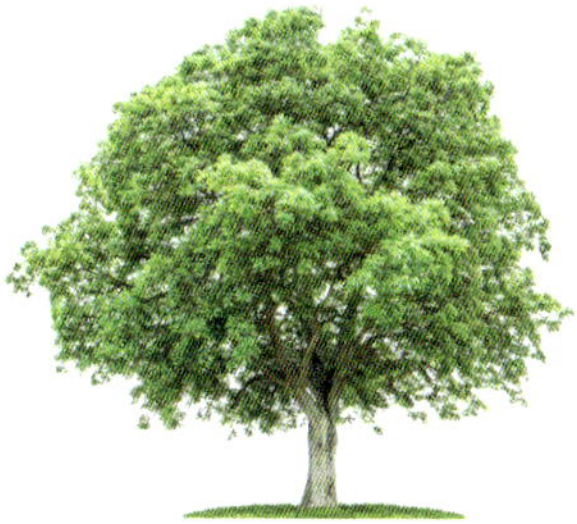

Der leidenschaftliche Nussbaum

21. – 30. April und 24. Oktober – 11. November

Nussbäume mögen ein warmes und mildes Klima. Sie sind äußerst widerstandsfähig, benötigen zum Gedeihen aber Platz und Licht. Die Krone ist oft „zerzaust" und unregelmäßig, denn auf das Zurückschneiden der Triebe reagieren Nussbäume empfindlich. Ob das auf Menschen im keltischen Zeichen des Nussbaums symbolisch auch zutrifft?

Charaktereigenschaften

Der Nussbaum ist ebenso eigensinnig wie selbstbewusst. Wehe, es passt ihm etwas nicht, dann ist aber ein Donnerwetter angesagt. Veränderungen schätzen Nussbaum-Geborene nicht sonderlich und auf ihre Mitmenschen wirken sie manchmal sogar egoistisch und allzu stur. Nussbaum-Menschen sind schwierig und nicht sehr umgänglich, was sie viele Sympathien kostet. Nussbaum-Persönlichkeiten sind oft sogar in der eigenen Familie Außenseiter, weil sie so eigenwillig sind. Der Freundeskreis ist klein und sie suchen sich die Leute genau aus. In seiner Jugend ist der Nussbaum manchmal geradezu verstockt, dann stemmt sich sein egozentrisches Wesen gegen Zurechtweisungen und Zwänge jeder Art.

Als Gegengewicht verschaffen sie sich später mit ihrem ausgeprägten Intellekt und fundiertem Wissen einen beachtlichen Respekt. Vor allem wenn den Nussbaum etwas interessiert, legt er große Leidenschaft und Hartnäckigkeit an den Tag. Es wird ihm leicht langweilig und er fühlt sich unterfordert, denn sein wacher Verstand braucht dauernd neue Herausforderungen und gezielte Förderung, um sich optimal entwickeln zu können.

Liebe und Leidenschaft

Nussbaum-Persönlichkeiten sind leidenschaftliche Liebhaber. Ihrem Partner begegnen sie mit großer Hingabe und Zärtlichkeit. Als Familienoberhaupt sind sie streng, als Eltern gerecht. Allerdings geht mit der temperamentvollen Liebe oft auch eine strapaziöse Eifersucht einher.

Gesundheit

Nussbaum-Geborene haben, wie es die Früchte seines Baumes versinnbildlichen, eine harte Schale und einen weichen Kern. Trotz ihrer rustikalen Wesensart sind Hals, Nase und Ohren bei diesem Baumzeichen besonders empfindlich. Daher leiden gerade Nussbaum-Menschen oft unter Erkältungskrankheiten.

Beruf und Erfolg

Für Kollegen und Vorgesetzte ist dieser impulsive Egozentriker eine echte Geduldsprobe. Dennoch überrascht diese „harte Nuss“ im Berufsleben sehr positiv mit seinem logischen Denken und seiner analytisch ausgeprägten Intelligenz. So verwundert es nicht, dass Nussbäume in verantwortungsvollen Positionen brillieren, zusätzlich getragen von unermüdlichem Fleiß und Arbeitseinsatz. Gleiches fordern sie aber auch von den Kollegen und Mitarbeitern. Das macht die Zusammenarbeit mit ihnen oftmals zu einer anstrengenden Herausforderung.

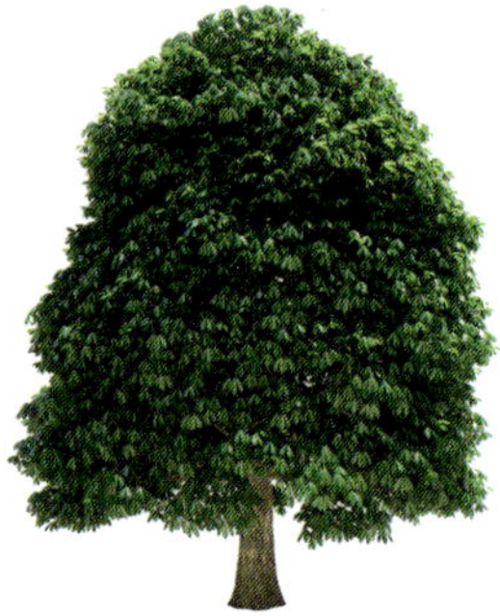

Die aufrichtige Kastanie

15. – 24. Mai und 12. – 21. November

Die Kastanie wirkt wahrhaft königlich mit ihrer breiten und hohen Krone. Sie steht gerne in einer Gruppe von Bäumen. Ihre dichten großen Blätter spenden im Sommer wohltuenden Schatten, ihre kerzenartigen großen Blüten sind eine Augenweide. Die dichte große Krone beherbergt Vögel und Eichhörnchen, die glänzenden Kastanien regen Kinder zum Basteln an. Ein prachtvoller Baum für alle, die sich an ihm erfreuen mögen.

Charaktereigenschaften

Kastanien-Geborene verfügen über eine wunderbare Aufrichtigkeit und Hilfsbereitschaft. Außerdem gehören auch Zielstrebigkeit und Flexibilität zu den positiven Eigenschaften. Legendär ist jedoch die Sturheit dieser Charaktere; gerne gehen sie mit dem Kopf durch die Wand, um ihre Ziele zu erreichen. Dabei treten sie durchaus anderen manchmal auf die Füße und setzen ihren Kurs unbeirrt fort. Ein radikales

Schwarz-Weiß-Denken macht das auch nicht unbedingt besser. Dafür sind Kastanien sehr redliche und aufrichtige Menschen. Gern überzeugen sie aus sich selbst heraus und machen anderen nichts vor. Sie haben einen ausgeprägten Sinn für Gerechtigkeit und können auch Kompromissbereitschaft zeigen. Durch ihr offenes Wesen sind Kastanie-Geborene beliebte Kameraden, Freunde und Arbeitskollegen. Als echte Teamplayer packen sie stets mit an, wenn Hilfe benötigt wird.

Liebe und Leidenschaft

Wichtig ist dem Kastanie-Menschen die Ehrlichkeit und Ebenbürtigkeit des Partners. Dabei haben sie ein Idealbild vor Augen und machen nicht gerne Kompromisse. Ungerne legen sie sich endgültig fest und merken im Nachhinein, dass ihre Wahl vielleicht doch nicht die richtige war. Erneut begeben sie sich dann auf die Suche. Hat sich die Kastanie letztendlich wirklich entschieden, beglückt sie ihren Partner mit viel Familiensinn, inniger Liebe und tiefer Verbundenheit.

Gesundheit

Kastanie-Geborene leiden bisweilen unter Stoffwechselproblemen, die oft auch das Lymphsystem betreffen. Ebenfalls sind Rückenprobleme und Verspannungen bei Kastanien häufig anzutreffen.

Beruf und Erfolg

Mit hohem Arbeitseinsatz kommt die Kastanie im Berufsleben gut zurecht. Es fällt ihr leicht, sich den Gegebenheiten des Arbeitsumfelds anzupassen, selbst aus der verfahrensten Situation holt sie noch etwas Gutes für sich heraus. Ideal sind für sie soziale und handwerklich orientierte Berufe, denn die Kastanie-Persönlichkeit ist recht bodenständig. Ihre Geselligkeit und das Bedürfnis, für andere zu sorgen, prädestiniert sie für den Bereich Gastronomie und die Hotelbranche.

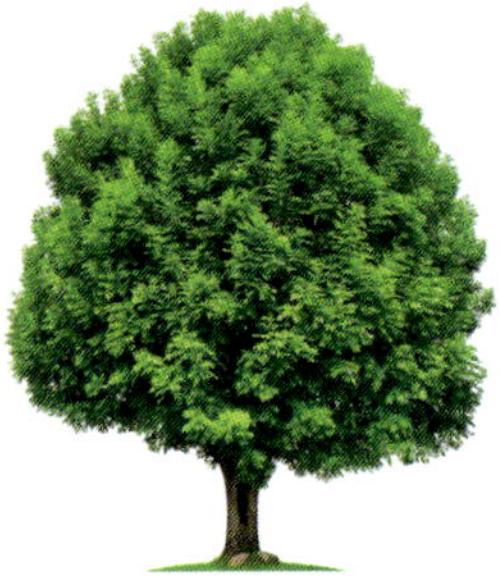

Die ehrgeizige Esche

25. Mai – 3. Juni und 22. November – 1. Dezember

Die Esche liebt die pralle Sonne, um sich zu entfalten. Ihr robustes widerstandsfähiges Wesen zeigt sich in ihrem hohen Wuchs und dem harten Holz. Unter guten Bedingungen erreicht die Esche ein hohes Alter.

Charaktereigenschaften

Menschen im keltischen Zeichen der Esche sind neugierig und wissenshungrig. Ausgestattet mit einem gesundem Selbstvertrauen und ausgeglichenem Wesen sind sie mit ihrem Wissensdurst die geborenen Forscher und Entdecker. Fantasievoll und wissbegierig begeistern sie ihre Mitmenschen oft mit ihren Plänen, Visionen und unkonventionellen Einfällen. Für die Entfaltung ihres Charakters benötigt die Esche viel Freiraum. Ohne diesen fühlt sie sich leicht eingeengt und unterdrückt, dann ist von diesem Typus sogar Aggression und ein schroffes egoistisches Verhalten zu befürchten.

Liebe und Leidenschaft

Trifft die unternehmungslustige und lebensfrohe Esche einen Seelenverwandten, liebt sie es, mit diesem ihr Wissen auszutauschen und Abenteuer zu erleben. Der Lebenspartner einer Esche darf darüber hinaus herzliche Empathie und Hilfsbereitschaft genießen. Esche-Menschen sind aufmerksame Zuhörer und können sich voller Mitgefühl in andere hineinversetzen. Zudem sind sie immer für eine Überraschung gut und bereichern ihre Partnerschaft mit ausgefallenen Ideen.

Gesundheit

Die Gesundheit der Esche-Menschen ist robust und vital, sie lieben daher viel Aktivität im Freien. Allerdings macht manchen von ihnen mitunter das Nervenkostüm zu schaffen, denn in ihrem großen Ehrgeiz geben sie alles und holen auch mit vollem Körpereinsatz alles aus sich heraus. Kein Wunder, wenn sie manchmal an ihr Limit gelangen und sogar über dieses hinausgehen. Das kann auf Dauer zu körperlicher und seelischer Erschöpfung bis zum Burn-Out führen.

Beruf und Erfolg

Eschen sind Alpha-Typen und gelten als die geborenen Führungspersönlichkeiten. Sie vermögen jedes Problem gründlich, objektiv und sachlich zu untersuchen, bevor sie eine Entscheidung fällen. Dennoch verhalten sie sich unaufdringlich und leisten nur dann einen Beitrag, wenn sie etwas Sinnvolles und Kreatives beisteuern können. Als Chef oder Chefin nehmen sie die Sorgen ihrer Mitarbeiter ernst und sorgen aktiv für Abhilfe. Sich selbst setzen sie realistische Ziele, auf die sie mit Fleiß und Beharrlichkeit hinarbeiten. Mit all diesen positiven Eigenschaften sind Esche-Persönlichkeiten auch prädestiniert für eine Karriere in der Politik oder Forschung.

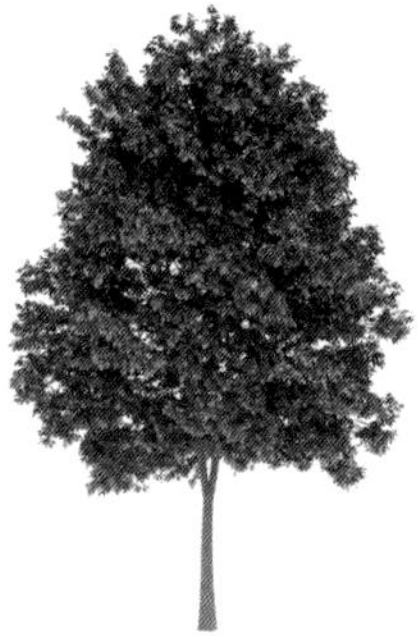

Die geschmackvolle Hainbuche

4. – 13. Juni und 2. – 11. Dezember

Weil sie mit ihren starken Wurzeln und aufgrund ihres stattlichen Wuchses mit dichtem Geäst so robust sind, wurden Hainbuchen früher als Grenz- und Schutzzäune genutzt. Sie sind seit jeher für ihre robuste Konstitution und ihr ausgesprochen hartes Holz bekannt.

Charaktereigenschaften

Als unerschrockene Menschen gehen Hainbuche-Persönlichkeiten geradlinig durchs Leben. Sie wirken unerschütterlich und sind kaum jemals aus dem Gleichgewicht zu bringen. Mit festem Willen, großer Disziplin und beharrlichem Fleiß erreichen sie ihre Ziele. Mit ihrer klaren Wesensart geben sie den Menschen in ihrem Umfeld Sicherheit und bieten ihnen in schwierigen Situationen Halt und Schutz. Die Hainbuche tut alles für andere, macht jeden Spaß mit und ist ein verlässlicher guter Kamerad, auf den man sich auch in Notzeiten verlassen kann. Allerdings sind Hainbuchen nicht sonderlich spontan und schätzen weder eine sprunghafte geschweige denn leichtsinnige Lebensweise. Der ausgeprägte Realismus und das strikte Pflichtbewusstsein mögen manch einem übertrieben vorkommen, auch der fast pedantische Ordnungssinn macht es Familie und Freunden manchmal nicht leicht. Zu erwähnen ist noch ihr ausgesprochen stilsicherer und erlesener Geschmack.

Liebe und Leidenschaft

Für einen Hainbuche-Menschen ist die Liebe ein heikles Thema. Zwar beschützt und umsorgt er seinen Partner und bemüht sich sehr um ihn, doch manchmal ist es damit des Guten zu viel. Dann wirkt das Verhalten auf den Lebensgefährten eher erdrückend, kontrollierend und einengend. Leider kommt hinzu, dass der überaus realistische Hainbuche-Mensch mit seiner nüchternen Art jegliche Romantik bereits im Keim ersticken kann. Diese Vernunftmenschen brauchen am besten einen starken Gegenpol, der Emotionen und Leidenschaft in Kombination mit Toleranz und Verführungskünsten einzubringen weiß.

Gesundheit

Rational und diszipliniert, wie die Hainbuchen sind, achten sie gut auf ihre Gesundheit. Gesunde Ernährung, ausreichend Bewegung und Vermeidung jeglicher Exzesse stabilisieren die von Natur aus gute Vitalität weiterhin. Probleme könnten höchstens einmal im Bereich der Augen und Ohren auftreten.

Beruf und Erfolg

Neben ihrem sprichwörtlichen Pflichtbewusstsein und ihrer disziplinierten Strebsamkeit sind Hainbuchen aber auch wunderbar kreativ veranlagt. Ihr sicheres Gefühl für Proportionen, Formen und Farben gepaart mit stilsicherem Geschmack befähigt sie dazu, als erfolgreiche Designer oder Architekten tätig zu sein. Im kreativen und künstlerischen Bereich können sie ihr rationales Denken mit der künstlerischen Ader perfekt verbinden.

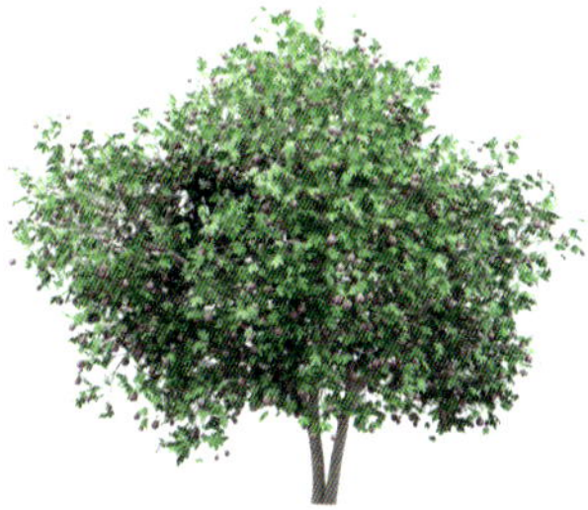

Der kreative Feigenbaum

14. – 23. Juni und 12. – 21. Dezember

Der Feigenbaum zählt zu den ältesten domestizierten Nutzpflanzen. Es ist ein sehr sonnenhungriger eher kleiner Baum mit ausladender Krone und knorrigem, oft gedrehtem Stamm. Im antiken Griechenland war er dem Gott Dionysos geweiht und der Frucht werden aphrodisische Eigenschaften zugeschrieben. Eine ähnliche Assoziation kennen wir aus dem Alten Testament, wo Adam und Eva beim Sündenfall im Garten Eden ihre Scham mit Feigenblättern bedecken.

Charaktereigenschaften

Wer im Zeichen des Feigenbaums geboren ist, wirkt oft kühl und unnahbar, manchmal sogar arrogant. Tatsächlich sieht das Innenleben des Menschen im Zeichen des Feigenbaums aber ganz anders aus. Diese Persönlichkeit ist höchst sensibel, sie nimmt die Emotionen ihrer Mitmenschen sehr genau wahr und empfindet eine tiefe Empathie. Doch aus der Befürchtung, verletzt werden zu können, zeigt der Feigenbaum wenig an Gefühlsausdruck. Stattdessen drückt sich die innere emotionale Vielfalt oft künstlerisch aus.

Liebe und Leidenschaft

In der Liebe ist der Feigenbaum-Geborene ziemlich kompliziert. Scheinbar kühl und unnahbar verbirgt er seine Emotionen, doch in seinem Inneren besteht dabei eine tiefe Liebessehnsucht. Erst wenn er den richtigen Partner gefunden hat, löst sich die Unsicherheit auf. Diese innere Unsicherheit beinhaltet für den Feigenbaum grundsätzlich aber auch die Herausforderung, sich selbst zu akzeptieren und zu lieben. Gelingt ihm das, vermag er mit offenem Herzen auch andere Menschen zu mögen und zu lieben. Jedenfalls wird in der Partnerschaft mit dem Feigenbaum Harmonie groß geschrieben.

Gesundheit

Menschen, die im keltischen Zeichen des Feigenbaums geboren sind, scheinen sehr krankheitsanfällig zu sein. In Wirklichkeit steckt hinter ihren vielen Wehwehchen oft nur Selbstmitleid und Wehleidigkeit. Nur wer den Feigenbaum gut kennt und ihm nahesteht, vermag zu erkennen, was durch ein ernstzunehmendes psychosomatisches Gemütsproblem verursacht wurde und was andererseits eine rein körperliche Erkrankung ist. Die Schwachstellen des Feigenbaums sind dabei der Magen und die Haut. Für diesen Typus ist eine regelmäßige „Seelenpflege“ wichtig; gleichzeitig sollten Sport, ausgiebige Spaziergänge und andere Aktivitäten in der Natur regelmäßig eingeplant werden.

Beruf und Erfolg

Feigenbaum-Menschen haben ein großes Erfolgspotenzial. So nehmen sie beispielsweise die Stärken und Schwächen ihrer Mitarbeiter empathisch wahr und analysieren diese scharfsinnig. Die typische Sensibilität sorgt in einem harmonischen Arbeitsumfeld für viele kreative Ideen, die sich künstlerisch umsetzen lassen. Für seine Mitarbeiter bildet der Feigenbaum also eine Quelle der Inspiration, von der sie profitieren. Auch die Aktivität und Energie, die der Feigenbaum freisetzt, wenn er sich wohlfühlt, trägt zum kollektiven Erfolg bei. Ist der Feigenbaum jedoch einer täglichen Monotonie ausgesetzt, geht er ein wie eine Primel. Gerade dieser kreative Typus braucht in seinem Arbeitsalltag viel Abwechslung, auch geistige Anforderungen tun Feigenbaum-Menschen gut.

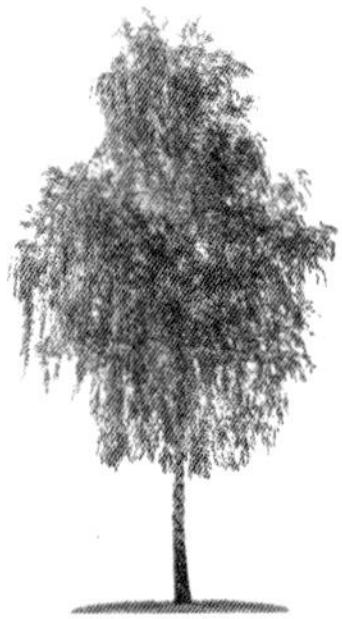

Die idealistische Birke

Nur 24. Juni

Trotz ihrem grazilen und feingliedrigen hohen Wuchs ist die Birke ein äußerst robuster anpassungsfähiger Baum. Sie gedeiht sogar dort, wo andere Bäume verkümmern würden. Jeder kennt die typischen Grüppchen, in denen Birken gerne zusammenstehen, wobei sie mit ihrer eleganten, schwarz-weißen Rinde vor allem in Nadelwäldern einen kontrastreichen bezaubernden Blickfang bilden.

Charaktereigenschaften

Birke-Geborene sind flexibel und anpassungsfähig; optimistisch nehmen sie das Leben, wie es kommt. In jedem Schicksalsschlag erkennen sie eine Chance und machen stets das Beste aus einer Situation. Ein solches konstruktive und positive Denken lässt diese anmutigen Wesen als Bereicherung für ihre Umwelt erscheinen, zumal auch noch ihre ausgeprägte Hilfsbereitschaft für die Birke typisch ist. Gerne setzt sie sich für andere ein und erntet mit ihrer freundlichen, offenherzigen Wesensart viel Sympathie. Gleichzeitig sind Birke-Geborene überaus selbstbewusst und ehrgeizig, sie wissen genau, was sie wollen – und wie sie es erreichen können.

Birke-Menschen sind gesellig und unternehmungslustig. Ihre mitreißende Art und die unbeschwerte Fröhlichkeit macht sie häufig zum Mittelpunkt gesellschaftlicher Ereignisse. Im Zusammenleben gelten die Birken mit ihrem selbstbewussten und oft impulsiven Wesen zumindest zeitweise zwar als schwierig, doch durch ihr sonniges Gemüt und ihre Unbeschwertheit können aufkommende Konflikte bald wieder im Keim erstickt werden.

Liebe und Leidenschaft

Birke-Geborene haben eine unwiderstehliche, sanfte und herzliche Art, man muss sie einfach mögen. Außerdem gelten sie als ehrlich und treu. Anstatt flatterhaft zu sein, gehen sie ihre Partnerschaft ernsthaft an und gehen eine dauerhafte feste Beziehung ein. Für Seitensprünge sind die Birken nicht zu haben, vielmehr sehnen sie sich nach einem beständigen und behaglichen Liebesnest, in dem sie ihren Partner verwöhnen und umsorgen können. Die wunderbaren Birke-Menschen sind ideale Lebensgefährten für eine dauerhafte Liebesbeziehung und für die Gründung einer Familie.

Gesundheit

In ihrer Strebsamkeit schießen die Birke-Geborenen öfter auch mal mit ihrem Engagement über das Ziel hinaus. Aufopferungsvoll widmen sie sich ihren Mitmenschen und leiden dadurch leicht unter Stress und Erschöpfung. Gesundheitliche Schwachstellen sind ansonsten der Rücken und das Herz. Besonders wichtig für Birke Menschen ist daher der Ausgleich in Form von regelmäßigem Sport, ausreichendem Schlaf und gesunder Ernährung.

Beruf und Erfolg

Im Berufsleben kommt die zielorientierte strebsame Birke hervorragend klar. Fair, freundlich und kollegial erklimmt sie die Karriereleiter und ist oft in verantwortungsvollen Führungspositionen anzutreffen. Aufkommenden Problemen begegnen sie dabei ruhig, sachlich, überlegt und optimistisch. Durch Disziplin und Fleiß gehen Birke-Geborene ihren Weg und erreichen damit große Erfolge. Daher eignen sich Birke-Geborene auch gut als Unternehmer, die eine Firma gründen.

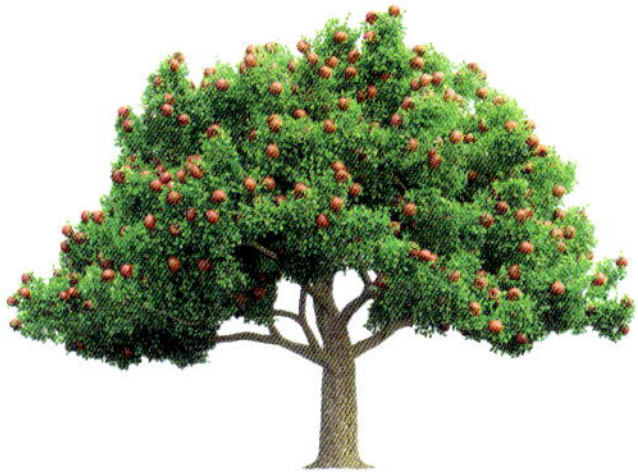

Der liebevolle Apfelbaum

25. Juni – 4. Juli und 23. Dezember – 1. Januar

Hast du in der Zeit vom 23.12. bis zum 1.1. oder vom 25.6. bis zum 4.7. das Licht der Welt erblickt? Dann bist du nach dem keltischen Horoskop ein Apfelbaum. Persönlichkeiten, die in diesem Zeichen geboren sind, zeichnen sich durch eine wunderbar gefühlvolle und feinfühlige Art aus. Ihr Geist ist reichhaltig und vielseitig ausgerichtet, sie besitzen emotionale Tiefe und verbreiten überall Ruhe und Harmonie.

Charaktereigenschaften

Laut uralter Überlieferung ist der Apfelbaum im keltischen Baumhoroskop das liebevollste und gütigste aller Zeichen. Apfelbaum-Menschen sind äußerst sensibel, lieben die Harmonie und sind gleichzeitig mit großer Kreativität begabt. Ihr Gedankenreichtum und ihre Fantasie scheinen grenzenlos zu sein; gegenüber ihren Mitmenschen sind sie liebevoll, mitfühlend, fürsorglich und verhalten sich sehr kreativ. Sie helfen gerne und zeigen auch in kritischen Situationen Ruhe und Gelassenheit. Gleichzeitig sind sie aber auch sehr nachdenklich und können Gefahr laufen, sich mitunter in ihrer Gedankenwelt zu verlieren – ein Los, das sie wohl mit allen Kreativen teilen, denen die rein nüchternen Faktenmenschen dann eine gewisse „Verpeiltheit" vorwerfen mögen. Falls du zu den Menschen im keltischen Zeichen des Apfelbaums gehören solltest, dann mach Dir nichts draus! Auch als manchmal zerstreuter Professor kannst du dein ungewöhnlich großes Potenzial immer noch auf das Schönste ausleben. Sollte ein Apfelbaum jedoch strikt daran gehindert werden, seine Talente zu entfalten, so kann das tragische Folgen haben. Unter solchen Umständen verkümmert seine künstlerische sensible Seele und seine kreative Energie kann dann sogar zerstörerische Züge annehmen. Oder der Apfelbaum läuft Gefahr, in eine anhaltende und ernste Melancholie zu versinken.

Bei der außergewöhnlichen Kreativität und Sensibilität des Apfelbaums handelt es sich um Gaben, die diese Menschen unbedingt nutzen sollten. Sie wirken wie eine Wohltat auf ihre Umgebung, verbreiten Ruhe und stiften Frieden und Harmonie. Apfelbäume bereichern die Welt oft als große Künstler durch ihre kreativen Ideen und Gedanken. Als angenehme Mitmenschen sind sie außerdem überall beliebt und gerne gesehen.

Liebe und Leidenschaft

Der Partner des Apfelbaums muss diesem seinen Freiraum zur Entfaltung lassen und seine große Vielseitigkeit und seine Begabungen wertschätzen. Er muss Raum haben, um sein Wesen und seine Talente entfalten zu können, denn sonst kann er depressiv werden. Doch wenn sich ein Apfelbaum-Geborener in seinem ganzen Wesen akzeptiert und wertgeschätzt fühlt, belohnt er seinen Partner mit bedingungsloser und treuer Liebe.

Gesundheit

Derart sensible Menschen haben natürlich auch gewisse gesundheitliche Empfindlichkeiten. Beim Apfelbaum zeigen diese sich darin, dass die Haut sowie das Magen-Darm-System empfindlich reagieren können, vor allem bei Stress. Für den Apfelbaum ist es von großer Wichtigkeit, in einem harmonischen Umfeld zu leben, wo er wirklich er selbst sein darf; sonst kann er seelische Probleme bekommen, die in Schwermut münden.

Beruf und Erfolg

Laut dem keltischen Baumhoroskop ist der Apfelbaum-Mensch der geborene Künstler. Seine Kreativität, sein Talent und seine Sensibilität lassen ihn große Werke vollbringen. Doch der nachdenkliche Apfelbaum kann mit seinem wachen und kreativen Intellekt auch eine erfolgreiche wissenschaftliche Laufbahn einschlagen.

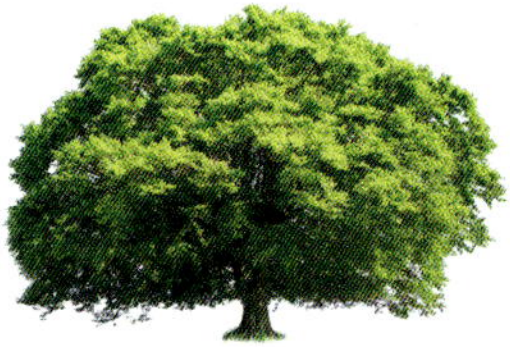

Die ambitionierte Buche

Nur 22. Dezember

Alte Buchen sind große und majestätische Bäume, die in Wald und Feld viel Raum einnehmen. Die weit ausladende, prachtvolle Baumkrone überragt alle anderen Bäume hoheitsvoll. Die Buche hat sich widerstandsfähig durchgesetzt und wird in ihrer Vitalität ein hohes Alter erreichen. Außerdem ist dieser Baum ein Sinnbild für prachtvolle Schönheit in der Natur.

Charaktereigenschaften

Buche-Geborene wissen schon früh, was sie wollen, und sind überaus zielstrebig. Mit ihrem natürlichen Sinn für Ästhetik und Exklusivität gestalten sie sich eine geschmackvolle Umgebung. Bei aller Kreativität und Schaffensfreude wirken sie etwas unnahbar und kühl. Leider gehen Buche-Menschen mitunter auch mit einer gewissen Rücksichtslosigkeit durchs Leben und fordern den erwünschten Freiraum oft vehement ein. Stehen ihnen dabei andere Menschen im Weg, setzen sie sich darüber hinweg und verfolgen ihre eigenen Erfolgsabsichten, wenn auch stets mit Stil und Eleganz. Eher nüchtern und rational fällen sie Ihre Entscheidungen nach strikt logischen Überlegungen und mit durchdachter Strategie. Dabei haben sie keinen Sinn für Verspieltheit oder Emotionen. Das macht das Zusammenleben mit Buche-Menschen nicht unbedingt einfach, familiäre Konflikte sind damit vorprogrammiert. Die Buche beharrt dabei grundsätzlich auf ihren Prinzipien und Traditionen.

Liebe und Leidenschaft

Buche-Geborene sind stark materiell ausgerichtet, das Liebesleben hat sich dem unterzuordnen. Doch wenn sich die Buche auf einen anderen Menschen wirklich einlässt, entpuppt sie sich als zuverlässiger Partner für eine solide und familienorientierte Beziehung. Es kann allerdings dauern, bis sich die Buche einem Menschen wirklich öffnet und ihr Inneres preisgibt. Dann allerdings ist sie zu einem harmonischen Zusammenleben fähig, obwohl ihr dominanter Charakter noch jederzeit einen Strich durch die Rechnung machen kann, denn die Buche ordnet sich nicht gerne unter.

Gesundheit

Buche-Geborene sind durchaus auf ihre Außenwirkung bedacht und ziemlich eitel. Mitunter entwickeln sie sogar einen ziemlich übertriebenen Schönheits- und Schlankheitswahn. In diesem Zusammenhang spielen natürlich Sport und Fitness eine große Rolle, was aber auch ihre natürliche robuste Konstitution unterstützt.

Beruf und Erfolg

Die ambitionierte und ehrgeizige Buche kommt in jedem Berufszweig erfolgreich zurecht. Auch wenn sie dafür lange im Schatten anderer stehen muss, fördert das nur ihre Lernfähigkeit. Beharrlich arbeitet sie weiter an ihrem beruflichen Werdegang. Sobald ihre Chance kommt, wird sie diese geschickt zu ihrem Vorteil nutzen.

Gehmeditation – Vipassana

„Gehe langsam.

Atme.

Und lächle."

– Thich Nhat Hanh –

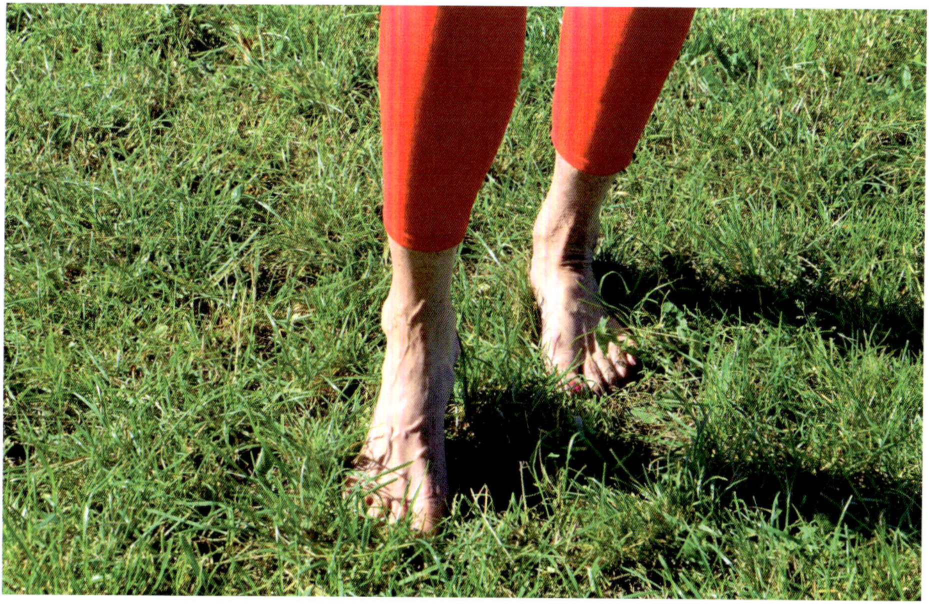

Wirklich langsam und achtsam zu gehen ist eine echte Therapie und tief spürbare Befreiung. Dabei ist es ganz gleich, ob wir Stiefel, Schuhe oder Sandalen tragen oder einfach barfuß laufen. Es kommt nur darauf an, bewusst und ruhig zu gehen, denn damit entledigen wir uns der Gedanken, Sorgen, Ängste, Spannungen und Anhaftungen.

Die Geh-Meditation entstammt dem traditionellen indischen Buddhismus, das meditative achtsame Gehen wird *Vipassana* (wörtlich „Einsicht") genannt. Es ist eine der Vipassana-Methoden. Auch der japanische Zen-Buddhismus kennt dieses Gehen in Achtsamkeit zwischen den Übungseinheiten der Sitzmeditation; es wird dort als Kinhin bezeichnet. Grundsätzlich bringt Vipassana den Geist zur Ruhe und in der achtsamen Geh-Meditation finden wir Stille und erden uns.

Worin liegt nun das Geheimnis dieser Meditation? Wir gehen doch den ganzen Tag über, aber hat das einen bestimmten Effekt auf uns? Nein, das hat es nicht. Und weshalb nicht? Weil wir automatisch und achtlos herumlaufen, gedankenlos. Kaum etwas führen wir so unbewusst aus wie das Gehen und Herumlaufen – es sei denn, der Schuh drückt oder wir haben eine Blase am Fuß.

Das simple Geheimnis dieser wunderbaren und ausgesprochen wirksamen Meditationsform besteht darin, langsam und bewusst zu gehen. Was wäre da passender, als diese Meditationsform für unser Waldbaden einzusetzen? Was wäre einfacher?

Du kannst es in deiner Wohnung oder deinem Garten erst einmal ausprobieren. Nimm dir ein paar Minuten Zeit.

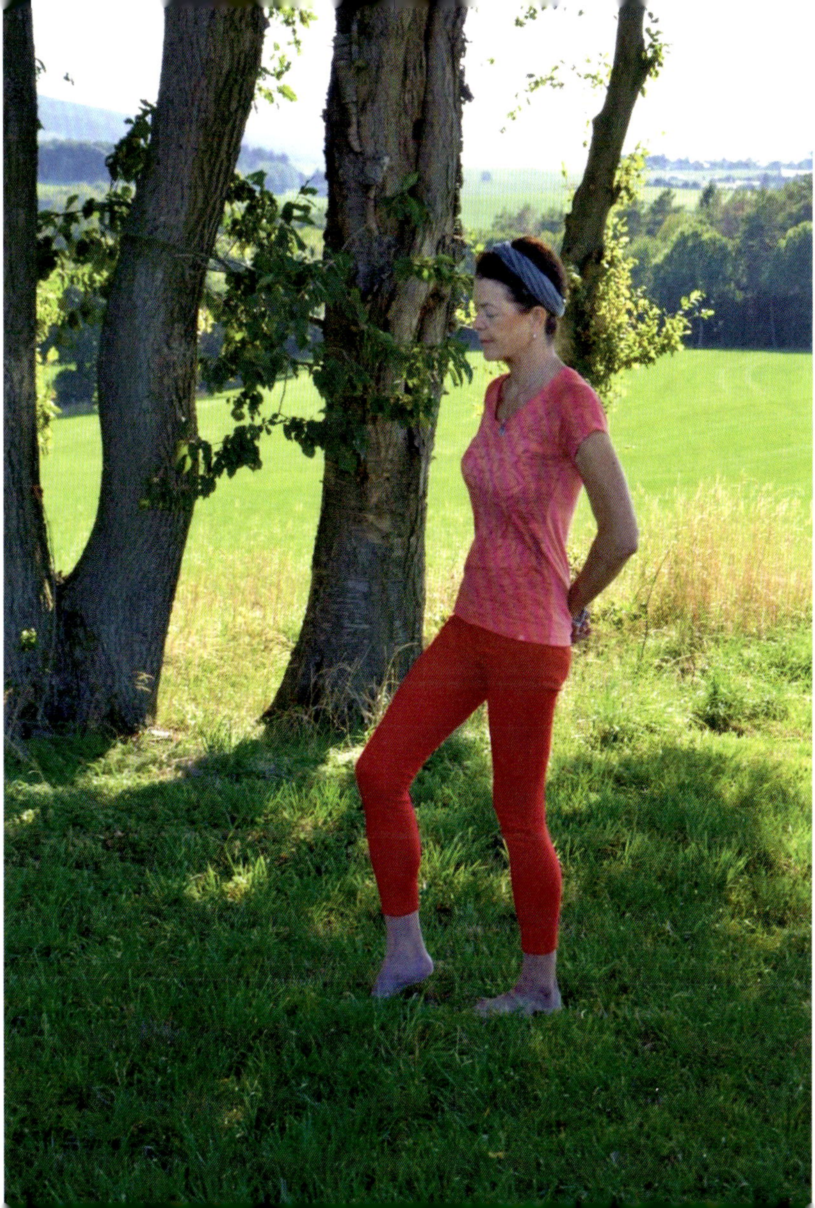

- *Trage bequeme Schuhe oder laufe barfuß.*
- *Gehe langsam, bedächtig, Schritt für Schritt. In Zeitlupe, langsam wie eine Schildkröte.*
- *Gehe so, als hättest du noch nie zuvor deine Füße bemerkt.*
- *Spüre die Fußsohle des rechten Fußes. Die Ferse, die Sohle, die Zehen. Wie bewegt sich der rechte Fuß, wenn er einen Schritt macht? Wie fühlt sich das unter dem Fuß an?*
- *Fühle beim Abrollen die Ferse, die Sohle und die Zehen. Das Ansetzen des Fußes zum nächsten Schritt.*
- *An diesem Punkt wechselt deine Aufmerksamkeit hinüber zum linken Fuß: Die linke Ferse beim Aufsetzen spüren. Die linke Fußsohle spürt achtsam den Untergrund. Auch die Zehen des linken Fußes arbeiten mit am Schritt des Fußes.*
- *Mal spürst du mit deinen Fußsohlen vor allem dein Eigengewicht.*
- *Mal spürst du mit deinen Fußsohlen vor allem die Fußbewegung.*
- *Dann wiederum spürst du mit deinen Fußsohlen vor allem den Untergrund.*
- *Lass dabei den Hauch eines Lächelns in deinem Gesicht leuchten.*

Schon wenn du diese Art des Gehens zu Hause einmal erkundest und übst, erlebst du sofort die tiefe Ruhe und Erdung, die dabei entstehen.

Eine noch viel umfassendere Wohltat für Körper und Psyche erfährst du natürlich bei der Vipassana- Meditation in der Natur, im Garten und vor allem im Wald.

Suche dir dazu eine schöne Strecke zwischen den Bäumen, auf der du unbeobachtet und ungestört bist.

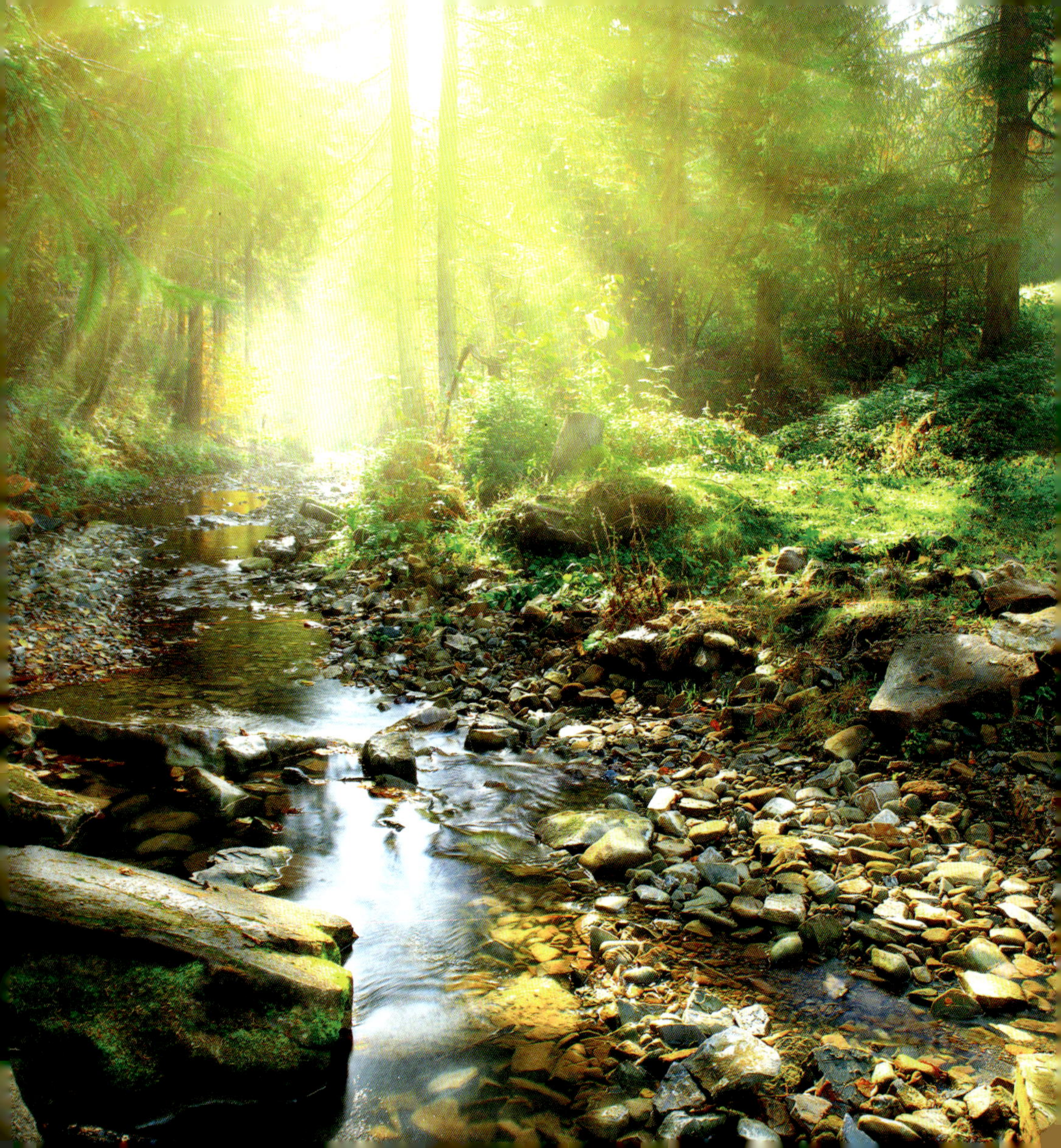

Atemmeditation im Wald – durch Pranayama pure Frische atmen

Der Blick in den Himmel war schon immer ein Symbol für Freiheit. Klarer Himmel, offener Raum – das ist für uns seit jeher miteinander verbunden. Luft und Himmel verkörpern unermessliche Weite, das Blau unserer Atmosphäre symbolisiert die Sehnsucht nach dem Unendlichen.

Der Himmel lockt uns, immerzu ahnen wir, dass es hinter dem faszinierenden Sternenhimmel noch mehr geben könnte als das, was wir kennen. Diese unendliche Weite und Freiheit des Himmels können wir bewusst erleben und zutiefst genießen. Das geschieht einfach dadurch, dass wir die Luft des Himmels bewusst atmen.

Ist dir klar, dass nur durch intensives und bewusst tiefes *Ausatmen* der Sauerstoff in deiner Lunge komplett erneuert wird? Normalerweise behalten wir – ohne das je zu realisieren – immer eine gewisse eingeatmete Luftmenge in der Lunge. Das ist genau so, als würden wir von abgestandenem Blumenwasser nur eine kleine Menge abgießen und lediglich diese mit frischem Wasser ersetzen. Das macht natürlich kein Mensch, wir gießen das abgestandene Wasser natürlich komplett aus und befüllen das Gefäß vollständig mit frischem Wasser. Mit unserer Lunge machen wir das aber nicht so. Erst wenn wir außer Atem geraten wie beim Sport, tauschen wir den Luftgehalt in der Lunge restlos aus.

Diesen Effekt kannst du aber auch ganz einfach erzielen, wenn du die Lungen bewusst ganz leer atmest, was dich ein wenig Anstrengung kostet. Nirgendwo kannst du besser und intensiver frischen und allerbesten Sauerstoff auftanken als im Grün der Natur. Vor allem, wenn du ein paar Atemzüge lang dieses Leermachen über die Atmung praktizierst. Hier folgt eine Atemübung aus dem Yoga, Pranayama („Atemkontrolle“) genannt:

Während du gemächlich durch den Wald schlenderst, lenkst du deine Achtsamkeit auf den Atem.

Atme vier Sekunden lang ein, halte den Atem vier Sekunden lang an, atme sechs Sekunden lang aus.

Atme beim tiefen Ausatmen alle in der Lunge befindliche Luft aus, atme die Lunge leer. Wer das besonders gründlich machen möchte, schafft es vielleicht sogar, doppelt so lange auszuatmen wie einzuatmen.

Schon nach wenigen tiefen Atemzügen hast du damit die Reste der abgestandenen Luft in der Lunge komplett ausgetauscht gegen die wunderbar erfrischende Waldluft. Das Gleiche geschieht selbstverständlich auch beim Joggen durch den Wald. Wenn du außer Atem gerätst, wird das gesamte Lungenvolumen sofort mit neuer Luft befüllt. Wenn du also gerne joggst, dann jogge am besten durch den Wald, denn hier nimmst du die heilsamen Terpene in hoher Konzentration auf und führst deinem Körper bestes frisches Prana zu.

Meditationen für neue Lebensenergie

Was ist *Prana*? Im Yoga und anderen Traditionen der Meditation spricht man von Lebensenergie häufig als „Prana“ oder „Chi“. Um diese miteinander austauschbaren Begriffe plastisch zu machen: Eine blühende saftige Pflanze ist voller Prana, eine braune abgestorbene Pflanze verfügt über kein Prana mehr. Ein vitales gesundes Lebewesen ist voller Prana, der tote Körper eines Lebewesens ist entleert von Prana.

Das warme pulsierende Leben in dir, das dich fühlen, denken, erleben lässt und das dir Bewegung ermöglicht, ist deine Lebensenergie, deine Vitalität, dein Prana. Diese Lebensenergie kann vollständig vorhanden sein wie bei einer frisch aufgeladenen Batterie oder einem randvollen Benzintank. Der Gehalt an Prana kann aber auch vermindert oder ganz schwach sein. Die Folge davon sind Schwäche und Krankheit. Daher tun wir einiges dafür, um unsere Lebensenergie, unsere Vitalität und Gesundheit zu fördern und das Prana zu erhöhen.

Eine der einfachsten Möglichkeiten, die uns diese Vitalenergie direkt zuführt und weniger anstrengend ist als Joggen, ist die bewusste Tiefenatmung in einem gesunden, leuchtendgrünen Wald.

Für die folgende genussvolle Meditation suchst du dir in schöner Natur einen Baum, der dich besonders anspricht. Lass dich gemütlich an seinen Stamm nieder.

Lehne dich mit dem Rücken an einen kräftigen Baum, der dir gefällt und dich anspricht. Lasse den Blick schweifen. Betrachte die raue Rinde der Bäume, die verschiedenen Grüntöne der Blätter oder der Nadeln.

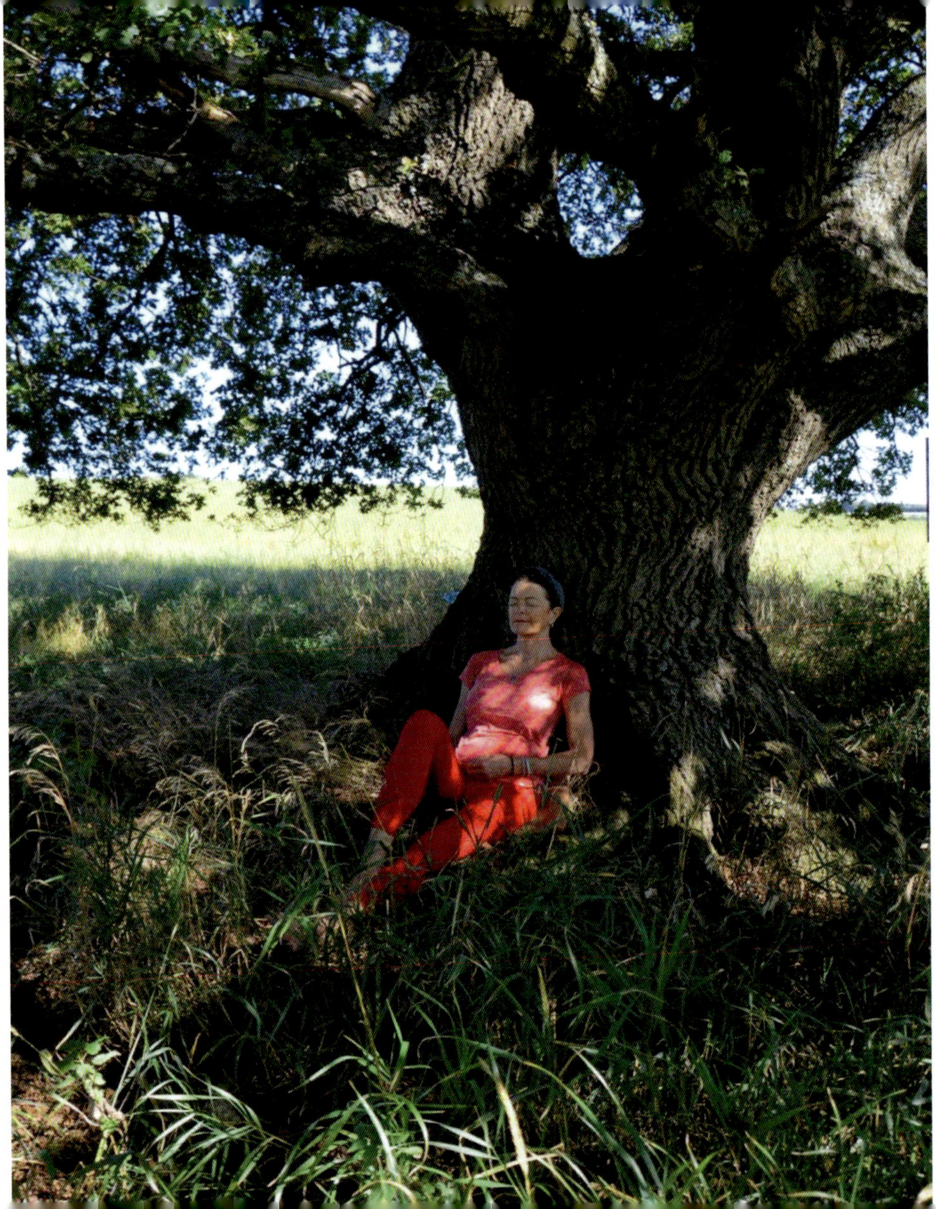

Nimm das Fließen deines Atems wahr.

Beginne mit der Reinigungsatmung. Atme dazu als Erstes einmal alle „abgestandene" Luft aus deiner Lunge aus, indem du deine Lungen etwa 6- oder 7 -mal komplett leer atmest. Drücke die Luft so tief hinaus, dass sich dein Bauch dabei einzieht. Atme dann tief und ruhig ein, befülle deine Lungen sanft (!) bis oben zum Schlüsselbein.

Nun kannst du normal weiteratmen, jedoch ein bisschen sanfter, ein bisschen tiefer und ein bisschen langsamer als sonst. Atme aber mühelos, ohne jede Anstrengung, genussvoll.

Nimm mit jedem feinen und sanften Atemzug die Waldluft in dich auf, so als würdest du feinsten duftenden Nektar trinken.

Lass deine Atemluft fein wie kühle Seide in die Nase einströmen. Atme die leicht erwärmte Luft ebenso sanft wieder aus.

Diese sanfte fließende und genussvolle Atmung lädt dich am schnellsten und intensivsten mit Prana auf.

Genieße die seidige, sanfte Prana-Atmung so lange, wie du Lust hast.

Es ist nicht wirklich erklärbar, weshalb diese genussvolle, bewusste „Soft-Atmung" besonders energetisiert, aber wenn du es ausprobierst, wirst du es wahrnehmen und erleben können.

Meditation im Wald: Lauschen

Still sein und lauschen tut unfassbar gut und ist purer Balsam für die Seele.

Mache einen Waldspaziergang zu einer Zeit oder in einem Bereich, wo sonst niemand ist.

Höre dem Wald zu.

Dem Zwitschern der Vögel aufmerksam und bewusst zu lauschen bringt uns in tiefen Kontakt mit dem Wald. Vogelgezwitscher kennen wir seit Urzeiten als „Entwarnung", als hörbares Signal der Sicherheit. Denn wenn Gefahr in irgendeiner Form droht, verstummen die Vögel sofort – sei es eine Gefahr in Gestalt eines bedrohlichen Tiers oder in Form eines drohenden Unwetters. Ansonsten klingt das Vogelzwitschern fröhlich und unbeschwert und es löst genau diese Wirkung auch bei uns aus. Lausche dem Konzert der Vögel oder den einzelnen Vogelrufen.

Gehe dabei langsam und achtsam durch den Wald und lausche auf alle Waldgeräusche. Rauscht der Wind leise in den Blättern? Sirren hin und wieder kleine Insekten durch die Luft? Knacken Äste unter deinen Schritten? Hörst du das leise Fließen deines eigenen Atems?

Hocke dich einmal hin, an den Fuß eines Baumes oder an einen Bach. Hör ganz genau hin …

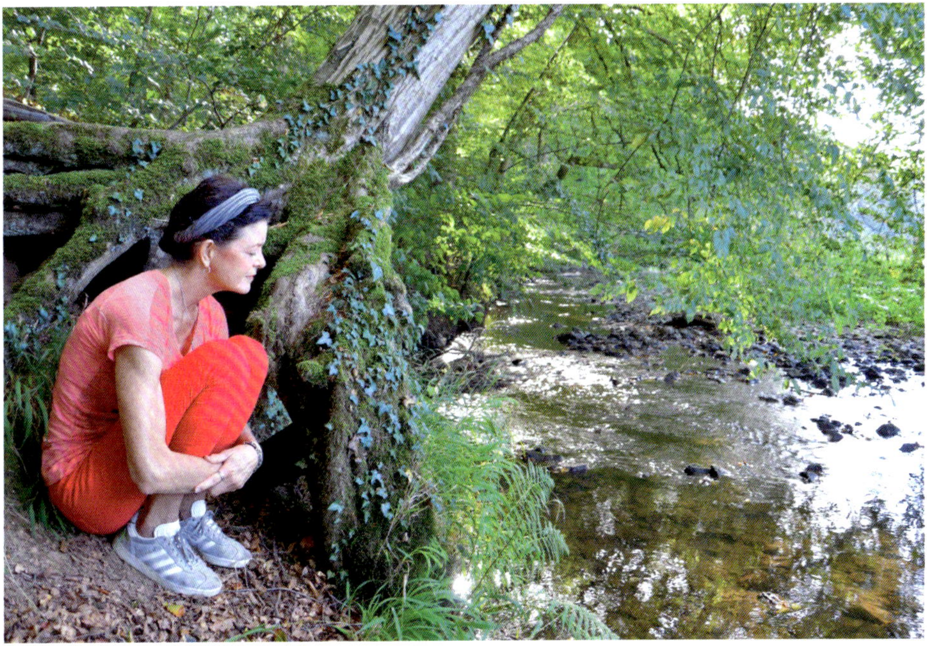

Im Wald zu sein und einfach nur auf alle Geräusche zu lauschen ist pure Meditation und schenkt dir Seelenfrieden.

Meditation im Wald: Kraftquelle Natur

Aktiviere all deine Sinne, während du langsam und bewusst einen Waldweg entlanggehst. Lausche auf das Geräusch unter deinen Fußsohlen, horche auf die feinsten Geräusche des Waldes. Sind Vögel zu hören oder rauscht es in den Blättern der Bäume?

Wie viele Grüntöne sind zu erkennen? Wie unterscheidet sich die Rinde der verschiedenen Bäume?

Nimmst du den Geruch des Waldbodens wahr oder den harzigen Duft der Baumrinde? Riechst du Tannennadeln?

Wie fühlt sich die Temperatur auf deiner Haut an? Ist es warm oder kühl, weht ein leichter oder kräftiger Wind?

Strahlt die Sonne durch die Bäume hindurch und glitzert zwischen den Blättern?

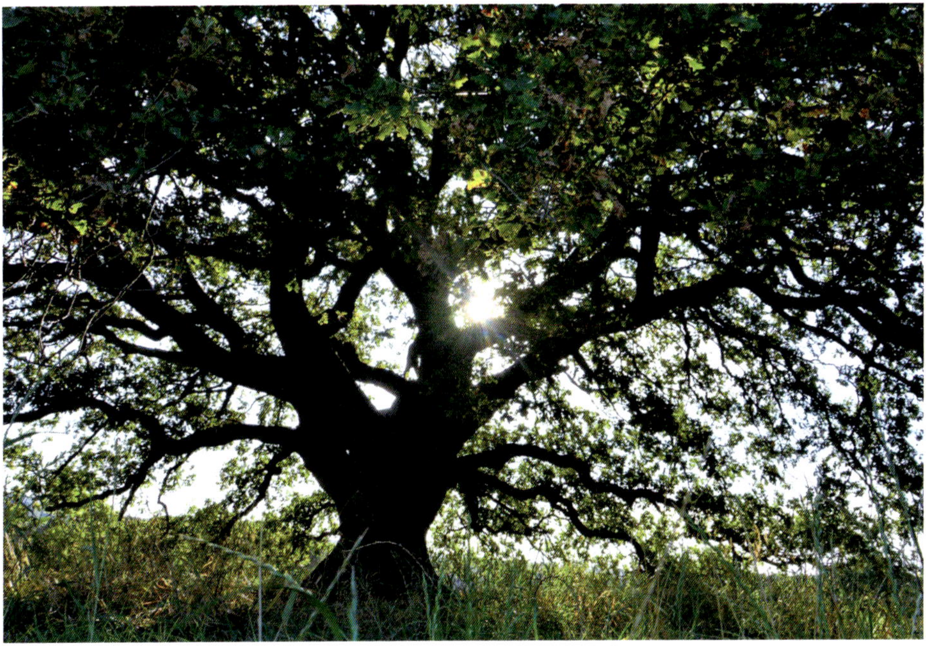

Wenn deine Wahrnehmung ganz auf das Grün der Natur, auf den Wald und die Bäume gerichtet ist, verschmelzt du mit der Kraftquelle Natur.

Genieße achtsam all die Sinneswahrnehmungen, die der Wald und die Natur dir bietet. Bewusst in der Natur zu sein lädt dich intensiv mit der Naturkraft auf und erfrischt deinen Geist mit Klarheit und Ruhe.

Meditation im Wald: Sich von Bäumen berühren lassen

Schlendere entspannt durch den Wald und genieße wieder einmal mit allen Sinnen das wohltuende Grün und die Frische der Natur. Lass deine Fantasie ein wenig spielen und stell dir vor, alle Bäume seien Lebewesen, Charaktere mit einzigartigen Eigenschaften.

Betrachte die Bäume, an denen du vorbeispazierst, einmal genau so, wie du in einem Straßencafé die Leute beobachten würdest. Du entdeckst alte und junge Leute, elegante und lässig Gekleidete, fröhliche und verdrossen Dreinblickende, auffallende und starke Persönlichkeiten, unauffällige und langweilige Gestalten, markante und vitale Wesen.

Betrachte das Baumvölkchen mit der gleichen Neugier und voller Interesse.

Welcher Baum wirkt stark auf dich und zieht dich an? Welcher langweilig und nichtssagend? Gibt es für dich einen besonders prägnanten und ansprechenden Baum? Welche Bäume magst du generell gerne? Eher Nadelbäume, Zypressen, Obstbäume oder eine der vielen anderen Baumarten mit Blättern?

Nimm dir vor, auf diesem Waldspaziergang mindestens einen besonders ausdrucksvollen und sympathischen Baum für dich zu entdecken.

Angenommen, die Bäume würden dich umgekehrt ebenso interessiert betrachten, welcher Baum hätte es gerne, von dir beachtet zu werden? Welcher Baum würde dich zum Näherkommen einladen? Welcher Baum findet dich sympathisch?

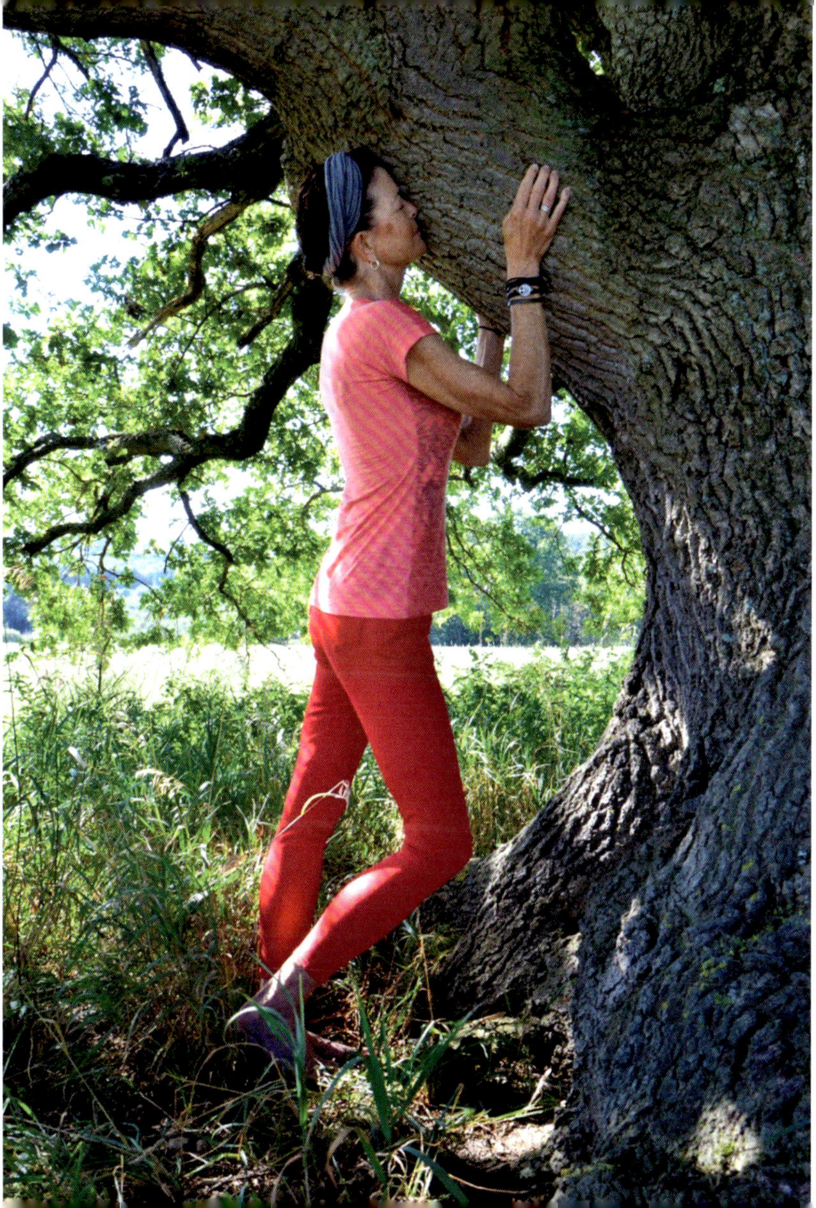

Gibt es einen Baum, der dich buchstäblich anspricht: „Na du …! Komm gerne näher, wenn du magst."

Unmerklich befindest du dich schon in einer freundlichen Kommunikation mit diesen stillen und sanften Lebewesen.

Knüpfe Kontakt mit den Baumwesen, die dich nett finden und von denen du dich angezogen fühlst.

Geh auf Tuchfühlung mit verschiedenen Bäumen und Baumcharakteren, ertaste die Rinde eines Baumes, schau in seine Höhe empor, spür in seine Tiefe hinab.

Lehne dich dann mit der Wirbelsäule an den Stamm an und verbinde dich mit der Kraft dieses großen Wesens. Berühre die für dich sympathischsten Bäume liebevoll.

Du wirst vergnügt feststellen, dass du auf deinem Waldspaziergang einige Lieblingsbäume gefunden hast und dass du dich mental in einer wunderbaren naturverbundenen Ruhe befindest.

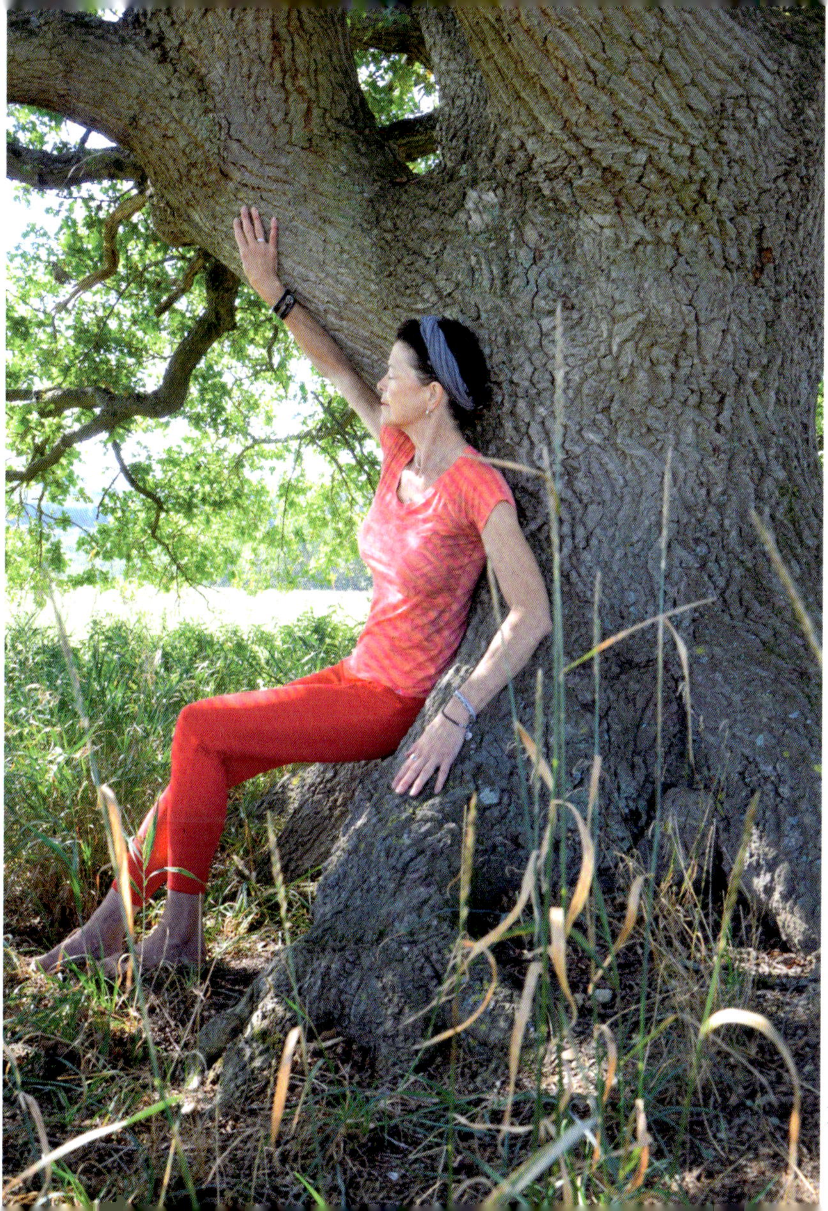

Meditation im Wald: Seinen Lieblingsbaum finden und sich mit ihm verbinden

Geh beim nächsten Waldbaden zu deinem Lieblingsbaum, mit dem du bereits Kontakt aufgenommen hast.

Alle Lebewesen vermögen Liebe zu spüren und genießen liebevolle Aufmerksamkeit. Das gilt auch für deinen Lieblingsbaum. Nähere dich diesem schönen alten Lebewesen mit Respekt und mit Zuneigung. Berühre deinen Baum freundlich und zärtlich. Spüre mit deinem Herzen in seine Gestalt hinein. Schenke deinem Baum Liebe.

Du kannst es nur selbst erfahren, welch eine wundersame Beziehung sich entwickelt, wenn du wiederholt zu deinem Lieblingsbaum gehst und ihm sanfte Liebe und Zuneigung schenkst. Probiere es aus, wenn du magst.

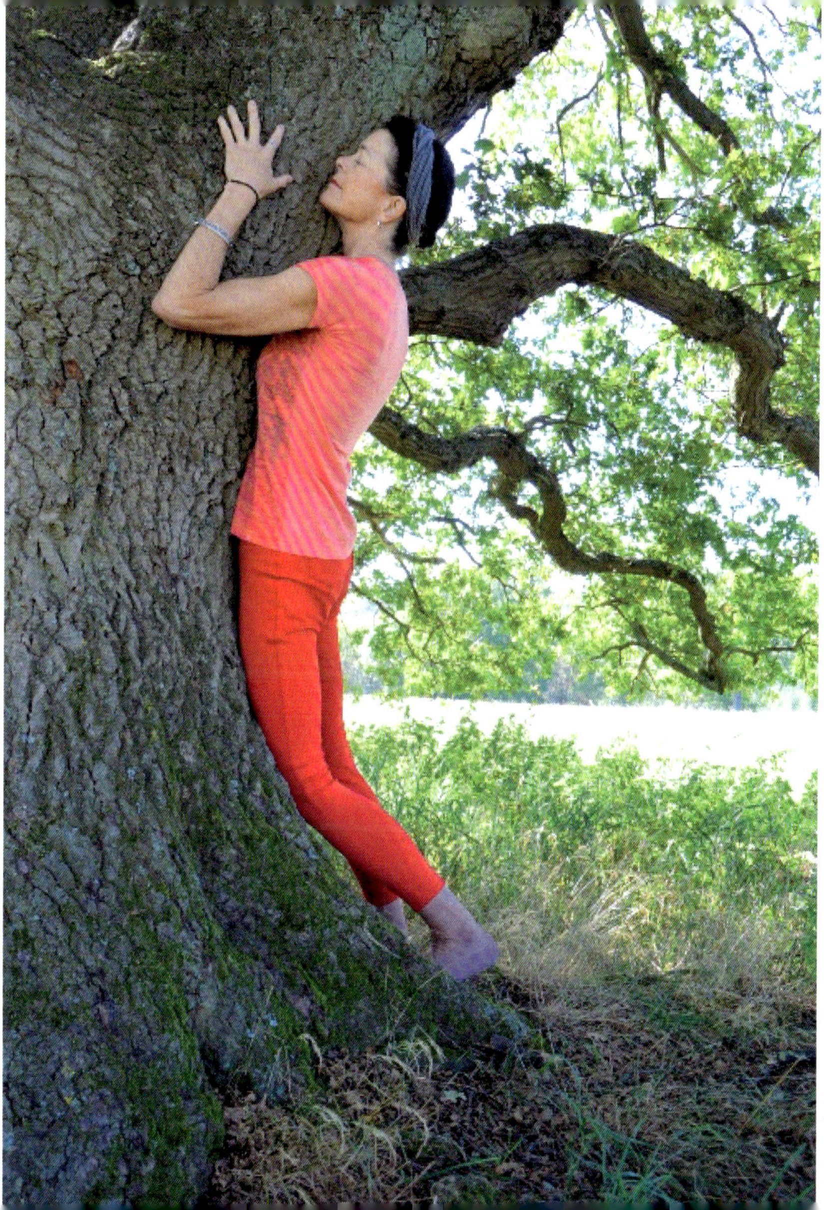

Die heilende Kraft der Natur erleben

Wenn du auf diese Art und Weise bereits Kontakt zu einem Lieblingsbaum hergestellt hast, wird es dir leichtfallen, auch dessen „Kollegen“ zu mögen.

Geh mit Herzlichkeit und Freundlichkeit durch den Wald und grüße innerlich die Bäume, diese friedlichen und starken Wesen.

Halte an einem schönen Platz inne und verbinde dich innerlich damit. Atme die Naturkraft dieses Ortes in dich ein. Atme die Frische des Grüns in deinen Körper.

Öffne dein Herz. Ganz genauso wie die liebevolle Beziehung zu einem Haustier, so kann auch der achtsame Kontakt zu den Bäumen dein Herz heilen und erfreuen. „Bade“ mit deiner Seele im Grün, im Wald, lass dich zutiefst und mit allen Sinnen ein auf die herrliche Luft und auf die Ausstrahlung der Bäume.

Lass nun jedes Wollen und Streben los, um vollkommen friedlich im Hier und Jetzt zu sein.

Sei ganz bei dir selbst. Fühle dich wohl in deiner Haut.

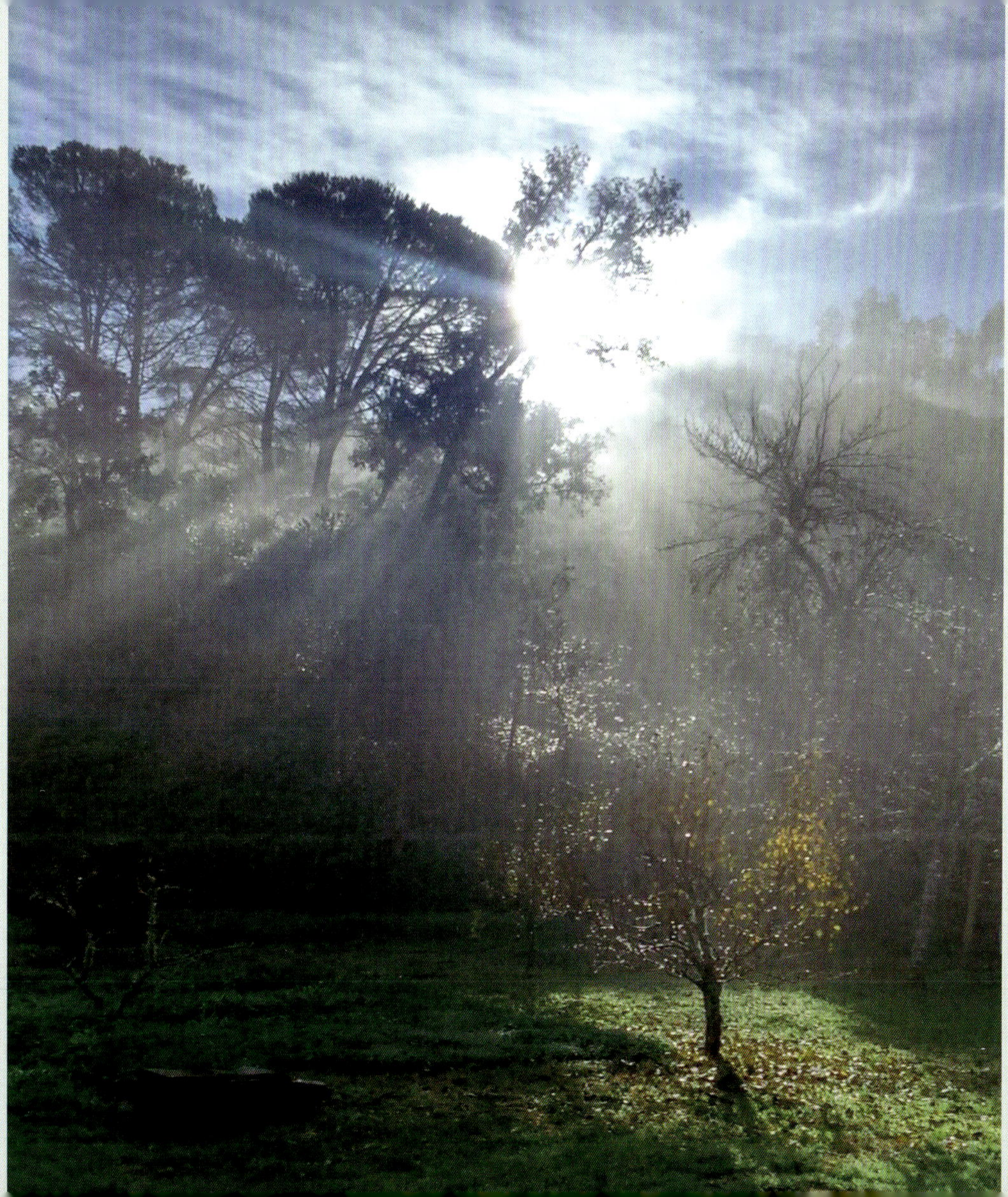

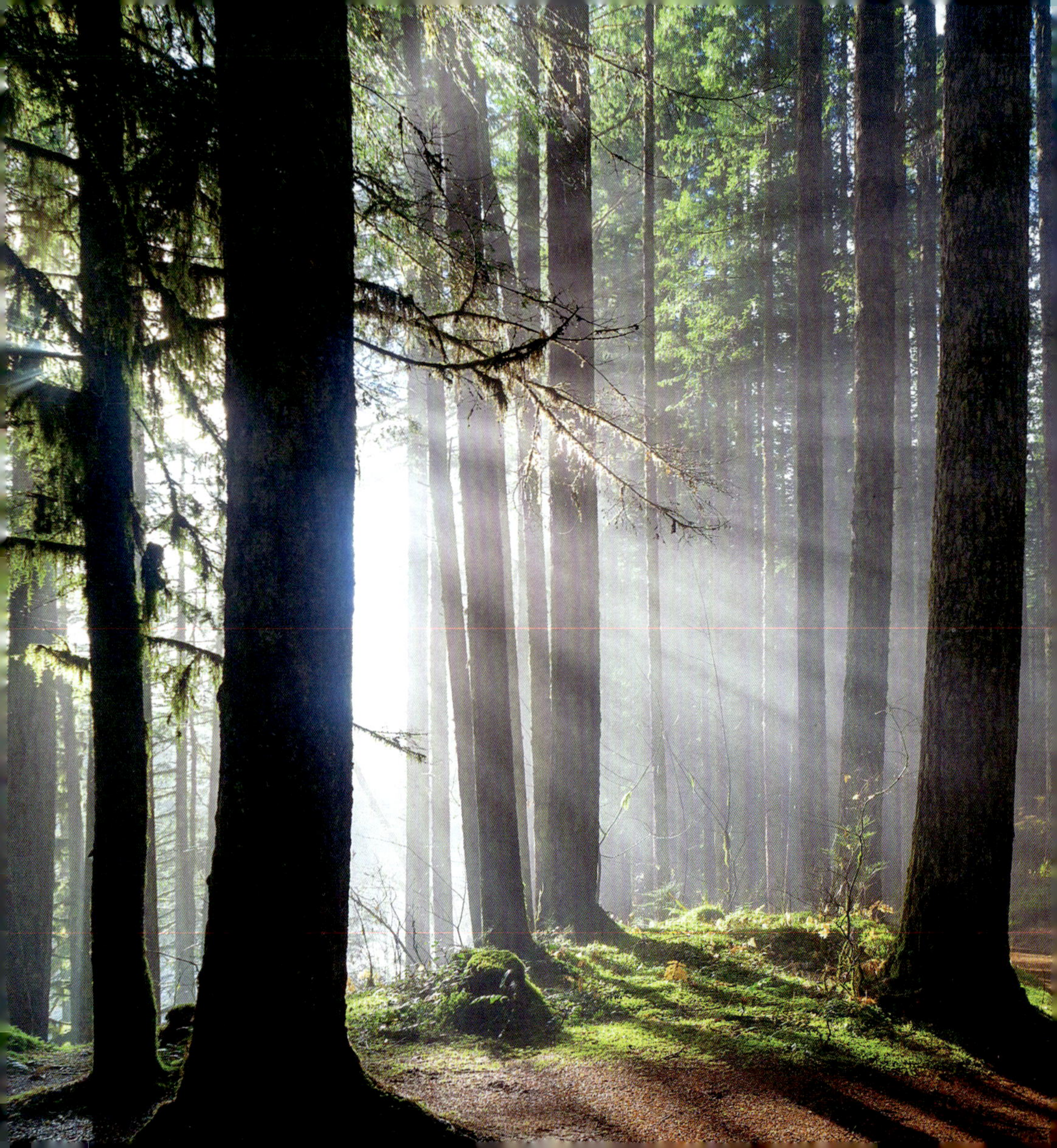

Wald-Yoga: Sich durch Asanas energetisch mit dem Wald verbinden

Yoga bedeutet Verbindung, Einheit, Harmonie und ist eine jahrtausendealte Methode mit tiefgreifender Gesamtwirkung. Durch die Yogapraxis schaffst du die Voraussetzungen, um die göttliche Lebensenergie zu verstärken und in deinem Körper umso intensiver fließen zu lassen. Hatha-Yoga mit den körperlichen Yoga-Asanas (Yogapositionen) klärt und stärkt außerdem den Geist und hält dich jung und gesund.

Ich selbst unterrichte in der Tradition von *Yoga Vidya*. Wenn du die hier vorgestellten Übungen praktizierst, gehört es zu einer Übungssequenz für dich, dass du mit einer Atemübung beginnst, die deine Lungen reinigt und dich mit frischem Sauerstoff auflädt. Du findest daher zu Beginn der Yoga-Asanas die auch im Kapitel „Wald-Pranayama“ beschriebene Tiefenatmung für deine Einstimmung.

Zu einer Basis-Sequenz von Yoga-Asanas gehören die folgenden Elemente:

- Atemübung
- Vorwärtsdehnung, Rückwärtsdehnung, eine Umkehrhaltung, seitliche Dehnungen und eine Drehung der Wirbelsäule
- Auch eine Gleichgewichtsposition ist heilsam
- Abschließend tauchst du in eine erholsame Tiefenentspannung in der Rückenlage und genießt die Wirkung der Asanas.

Du findest im folgenden Kapitel ausgesprochen wirksame und dabei einfach zu praktizierende Hatha-Yoga-Asanas, also Yogastellungen, die dich harmonisieren und intensiv mit Lebens-Prana versorgen. Suche dir dafür zuerst einen schönen Platz an deinem Lieblingsbaum oder an deinem Lieblingsplatz im Wald und lasse dich dort entspannt nieder.

Nimm Kontakt zu diesem Platz oder zu deinem Baum auf, indem du mit deiner Aufmerksamkeit ganz im Hier und Jetzt ankommst.

Achte bei den Asanas darauf, was dir wirklich guttut, gehe achtsam und vorsichtig mit deinem Körper um. Versuche nicht, eine Dehnung zu erzwingen, und falls du Rückenbeschwerden hast, führe die Asanas vorsichtig und in ganz reduzierter Form aus.

Beginne mit der folgenden Yoga-Atemübung, bevor du zu den Asanas übergehst.

Yoga-Atmung

Am besten bereitet man sich auf die Yoga-Asanas durch eine Atemübung vor.

Nimm das Fließen deines Atems wahr.

Beginne mit der Reinigungsatmung. Atme dazu als Erstes einmal alle „abgestandene" Luft aus deiner Lunge aus, indem du deine Lungen etwa 6- oder 7-mal komplett leer atmest. Drücke die Luft so tief hinaus, dass sich dein Bauch dabei einzieht. Atme dann tief und ruhig ein, befülle deine Lungen sanft (!) bis oben zum Schlüsselbein.

Nun kannst du normal weiteratmen, jedoch ein bisschen sanfter, ein bisschen tiefer und ein bisschen langsamer als sonst. Du atmest aber mühelos, ohne jede Anstrengung. Atme einfach genussvoll.

Nimm mit jedem feinen und sanften Atemzug die Waldluft in dich auf, so als würdest du feinsten duftenden Nektar trinken.

Lass deine Atemluft fein wie kühle Seide in die Nase einströmen. Atme die leicht erwärmte Luft ebenso sanft wieder aus.

Diese sanfte fließende und genussvolle Atmung lädt dich am schnellsten und intensivsten mit Prana auf.

Genieße die seidige, sanfte Prana-Atmung so lange, wie du Lust hast.

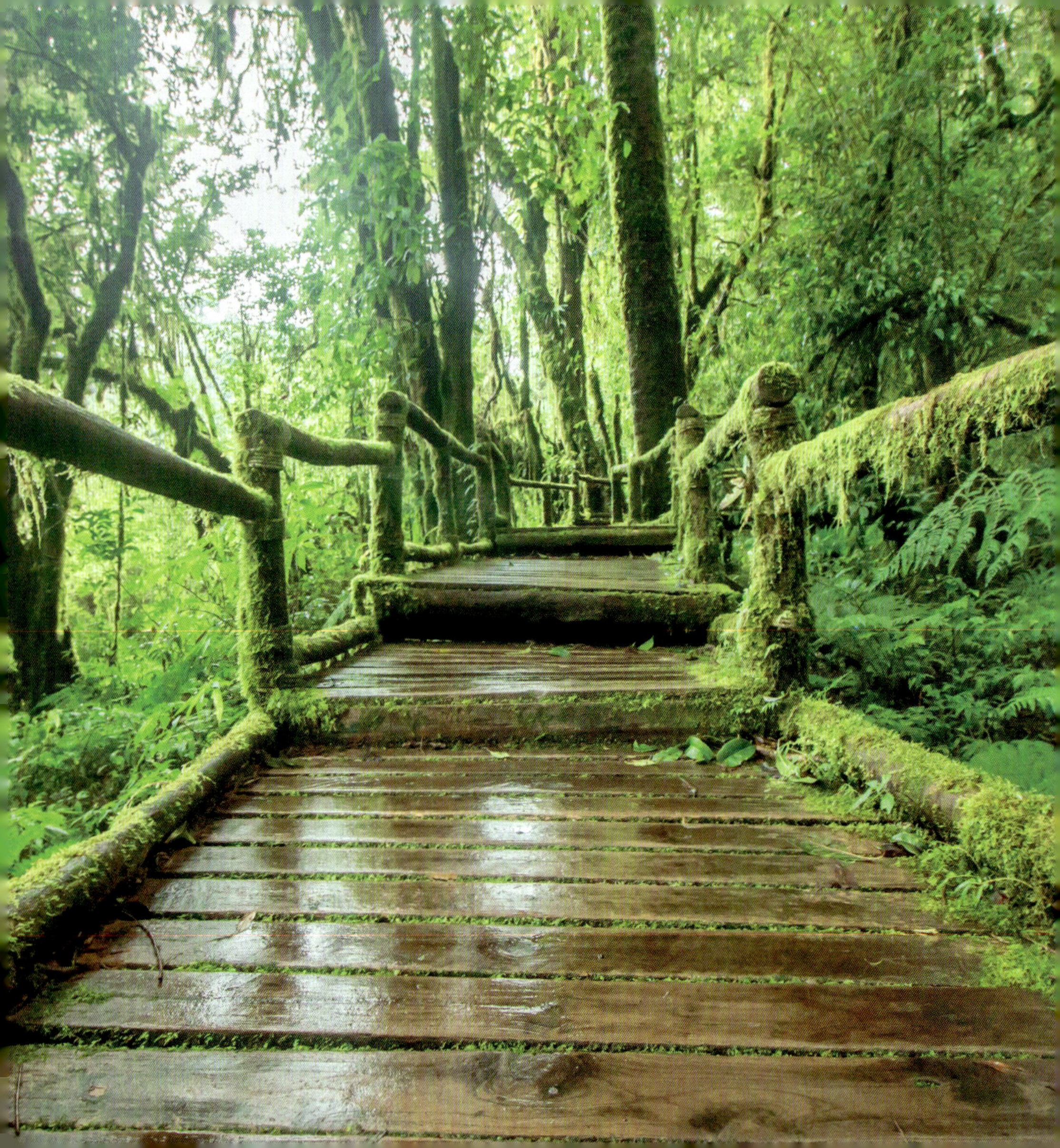

Hatha-Yoga an deinem Lieblingsbaum

Suche dir einen ruhigen Platz im Wald. Wenn du einen Lieblingsbaum hast, dann lass dich, mit einer Decke oder Matte versehen, zu seinen Füßen nieder.

Komme mit deiner Achtsamkeit bei deinem Baum an. Lass mit ein paar tiefen Atemzügen den Stress des Alltags los.

Zum Aufwärmen vor den einzelnen Dehnungen eignet sich gut der Sonnengruß, *Surya Namaskar,* dessen Beschreibung hier aber den Rahmen sprengen würde. Wenn du jedoch mit dem Sonnengruß vertraut bist, führe ihn gleich nach der Atemübung mehrmals aus, bis du ein wenig außer Atem bist.

Ob mit oder ohne Sonnengruß, beginne mit einer Umkehrhaltung, die deine gesamte rückwärtige Muskulatur dehnt und entspannt.

Vorwärtsbeuge (Pascimottananasana)

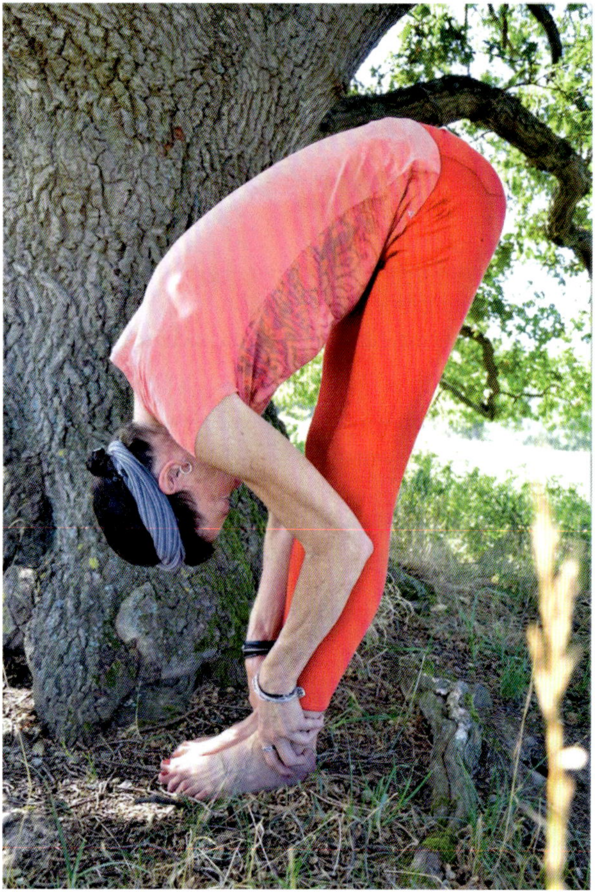

Bewege dich mit einer sanften Beuge hinab zum Boden, in Richtung deiner Füße.

Es ist nicht wichtig, wie weit du mit den Fingerspitzen zum Boden gelangst. Wichtig ist nur, dass du eine Dehnung in der Rückseite deiner Beine, vor allem in den Kniekehlen, spürst. Darüber schenkt dir diese Asana ihre Wirkung.

Umfasse dann – je nachdem, wie weit du nach unten kommst – deine Waden oder deine Knöchel.

Lasse den Kopf entspannt nach unten hängen.

Bleibe etwa 2 Minuten in dieser Haltung und atme die heilsame Waldluft tief hinab bis in den unteren Bauch. Spüre die Bewegung deines Atems dabei.

- ***Wirkung:*** *Dies ist eine der energetisch wirksamsten Asanas, die deine Bauchorgane stark anregt. Sie reinigt und aktiviert die Nierenfunktion, die Leber, regt die Bauchspeicheldrüse an und fördert eine gesunde Verdauung. Auch das Immunsystem wird gestärkt. Die Rücken- und rückwärtige Beinmuskeln und Faszien werden intensiv gedehnt, was dich geschmeidig macht und die Wirbelsäule verjüngt, denn dadurch werden die Bandscheiben besser durchblutet und mit Nährstoffen versorgt. Das Sonnengeflecht wird harmonisiert, was dir Entspannung schenkt. Außerdem gehört die Vorwärtsbeuge zu den Umkehrhaltungen, wodurch eine besonders gute Durchblutung des Kopfes und des Gehirns erreicht wird. Das Gehirn wird intensiv mit Sauerstoff versorgt, die Konzentration verbessert und der Geist wieder klar.*

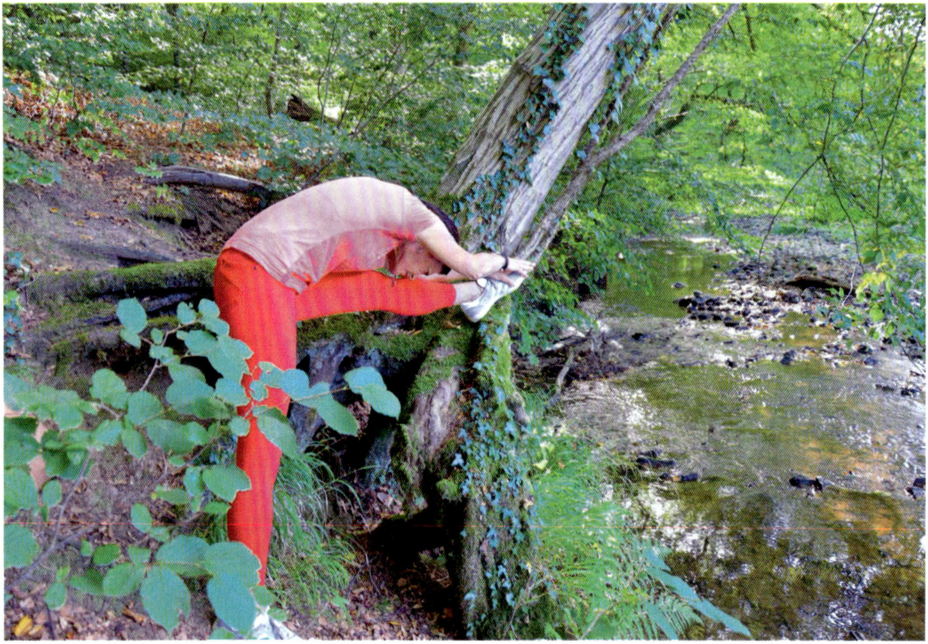

Hier ziehst du dich zu einem Bein hinunter, das du auf einem Baumstamm oder Ast ablegst. Strecke dich lang in Richtung deines Fußes und atme ruhig und tief in den Bauch. Nimm den Duft der Natur mit jedem Atemzug möglichst bewusst wahr.

Bleibe etwa eine Minute in der Dehnung und wechsle dann das Bein.

- ***Wirkung:*** *Die Wirkungen sind die gleichen wie bei der normalen Vorwärtsbeuge, aber es kommt noch eine Dehnung der Hüftmuskulatur und Hüftgelenke hinzu.*

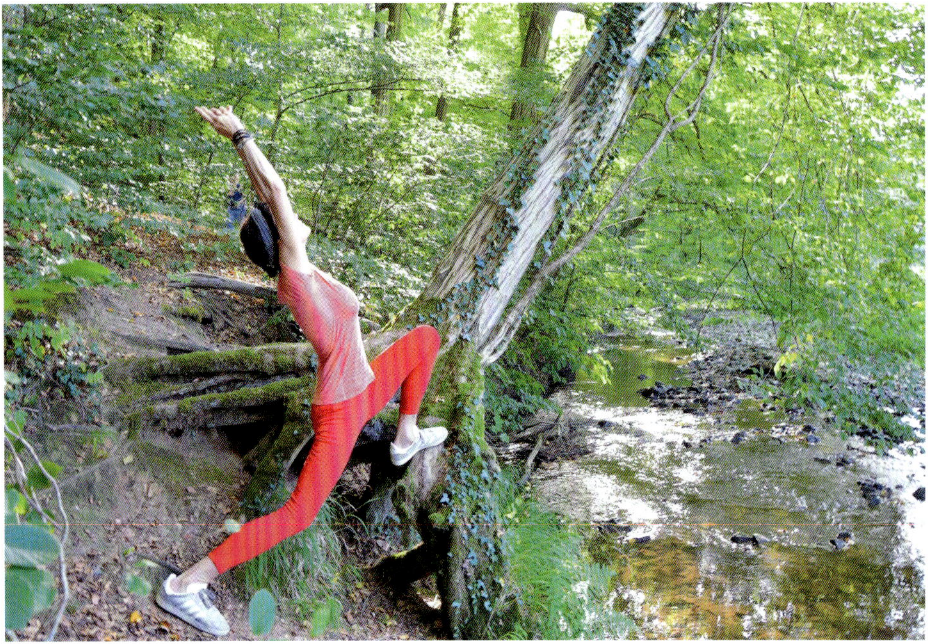

Hier folgt eine Variation des Halbmondes mit der Streckung nach vorne, oben und hinten.

Setze dein Bein auf einer Baumwurzel ab. Gehe aus der vorherigen Vorwärtsbeuge zu einem Bein sanft und mit gestreckten Armen in eine leichte Rückwärtsbeuge über. Achte darauf, was deinem Rücken guttut, und übertreibe die Rückwärtsdehnung nicht.

Halte diese Dehnung sanft, strecke dich hoch nach oben und leicht nach hinten. Atme dabei die heilsame Waldluft tief in die gestreckte Vorderseite deines Körpers.

Halte die Stellung etwa eine Minute und wechsle dann zur anderen Seite.

- ***Wirkung:*** *Der Halbmond bewirkt eine Öffnung des Rumpfes und dehnt die komplette Vorderseite des Körpers. Dabei wird deine Hüfte geöffnet und dein Vagusnerv in der Körpervorderseite entspannt. Der Solarplexus wird ebenfalls harmonisiert; Vagusnerv und Solarplexus liefern dir nach dieser Asana eine wohlige Entspannung des zentralen Nervensystems. Zudem stärkt die Übung deinen Rücken, Po und den Beinstrecker. Sie schult auch deinen Gleichgewichtssinn und beruhigt deinen Geist.*

** Vorsicht: Solltest du akute Rückenschmerzen oder Probleme mit Hüft- und Kniegelenken haben, dann übe bitte den Halbmond nur sehr vorsichtig. Auch nach einem Bandscheibenvorfall ist Vorsicht geboten.*

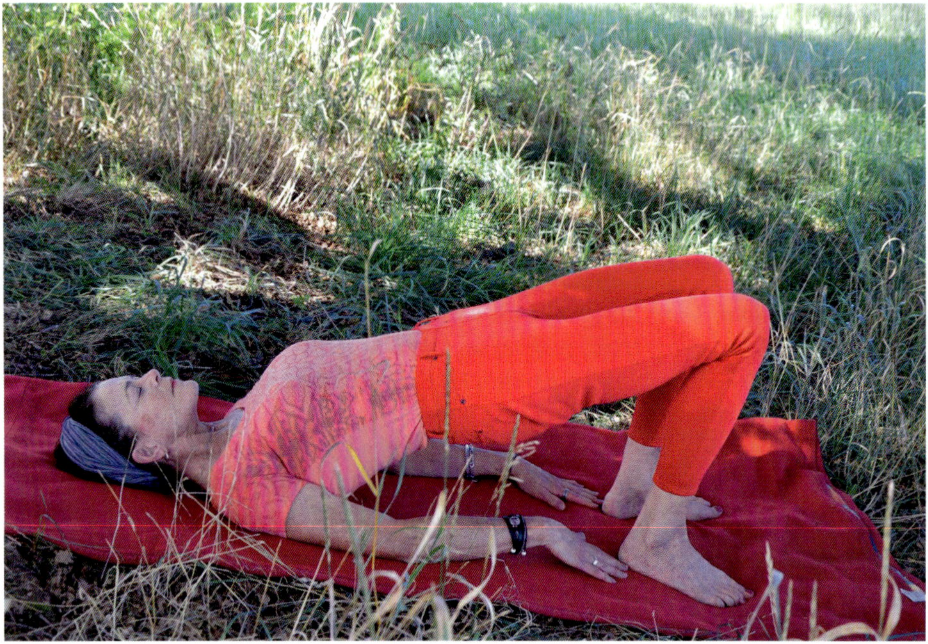

Leg dich auf den Rücken auf deine Decke. Die Beine sind angewinkelt und die Füße stehen dabei hüftbreit nebeneinander. Deine Hände liegen neben dem Körper, die Handflächen zeigen nach unten. Deine Schultern liegen auf dem Boden auf.

Wieder ist die Atmung besonders kostbar. Atme das Prana der Waldluft bewusst in deinen Brustkorb und Bauchraum ein und bleibe ein paar Atemzüge in dieser Haltung liegen.

Stell dann deine Füße fest in den Boden. Nun hebst du dein Becken langsam an. Deine Oberschenkel bilden zusammen mit deinem Oberkörper eine schräge Linie nach oben. Dabei spannst du deine Oberschenkel, Knie, Waden, Beckenboden- und Gesäßmuskeln kräftig an.

Halte die Asana etwa 10 bis 20 tiefe Atemzüge lang und senke den Oberkörper mit dem Ausatmen wieder langsam und behutsam ab.

Halte inne und wiederhole die Schulterbrücke noch ein- oder zweimal.

- ***Wirkung:*** *Die Yoga-Schulterbrücke weckt das Bewusstsein und den Geist und schärft die Sinne. Sie aktiviert Herz und Lunge, gibt dir neue Energie und beruhigt gleichzeitig deine Nerven. Die Rückenmuskeln und Beckenbodenmuskeln werden gestärkt. Die Übung öffnet den Brustkorb und die Lunge und regt die Herzmuskulatur an. Brust, Nacken, Rücken und Hüfte werden gedehnt. Die Schulterbrücke baut Stress ab, erfrischt dich energetisch und verbessert die allgemeine Durchblutung und den Stoffwechsel.*

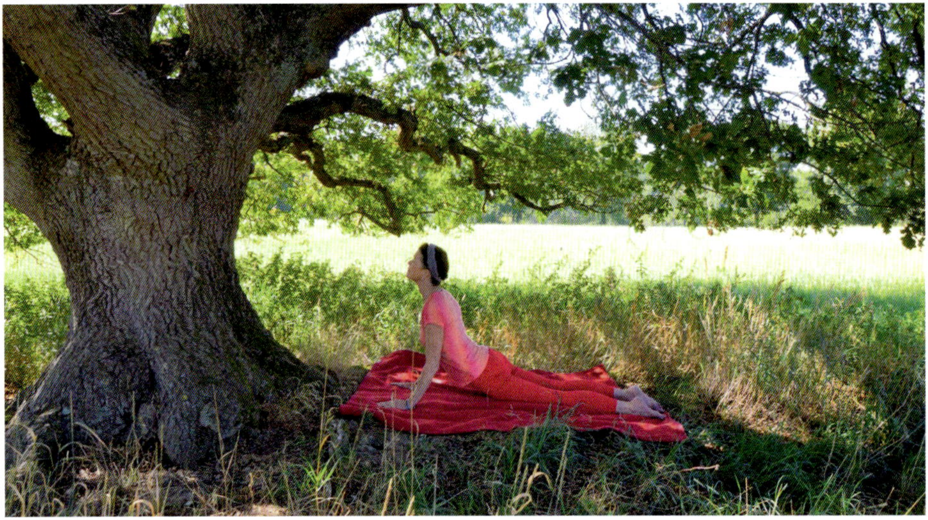

Lege dich auf den Bauch und bilde mit deinen Händen ein Polster, auf das du die Stirn ablegst. Atme tief durch und lass das Becken in der Bauchlage seitlich schaukeln.

Setze die Hände mit den Handflächen nach unten unter den Schultern ab.

Hebe dann Stirn, Nase und Kinn nacheinander vom Boden ab.

Hebe den Oberkörper vom Boden, so weit, wie es aus der Kraft des Rückens möglich ist, ohne dass die Hände zunächst nach oben drücken.

Halte diese Stellung für etwa 5 bis 10 tiefe Atemzüge und lass dich wieder nach unten sinken.

Beim nächsten Mal darfst du die Hände und Arme einsetzen. Rolle den Kopf hoch, hebe den Oberkörper und drücke ihn dann mit den Armen hoch.

Gib dabei gut auf deinen Rücken acht, du musst nicht besonders hoch kommen. Bleibe in einer Rückwärtsdehnung, die für deinen Rücken angenehm ist. Atme dabei tief in den gestreckten Bauch hinein, auch wenn das ein Atmen gegen den Widerstand des gestreckten Bauchs ist. Gerade dadurch werden jedoch deine Bauchorgane, der Solarplexus und der Vagusnerv massiert und stimuliert.

Senke den Oberkörper nach etwa 10 tiefen Atemzügen sanft und behutsam ab.

Wiederhole die Kobra in der Version, die du am liebsten magst, noch ein- oder zweimal.

- ***Wirkung:*** *Die Rückenmuskeln werden gestärkt, die Wirbelsäule gedehnt und die Bandscheiben mit Nährstoffen versorgt. Die Kobra macht geschmeidig. Durch die tiefe Bauchatmung in dieser Streckung werden alle Bauchorgane stimuliert, angeregt und harmonisiert. Auch der Darm wird aktiviert. Der Vagusnerv und der Solarplexus reagieren auf diese intensive Massage durch die Tiefenatmung mit anschließender tiefer Entspannung des gesamten Nervensystems. Gleichzeitig aber aktiviert und energetisiert die Kobra auch sehr intensiv. Psychisch wirkt sie öffnend und befreiend. Sie verleiht Mut und Selbstbewusstsein.*

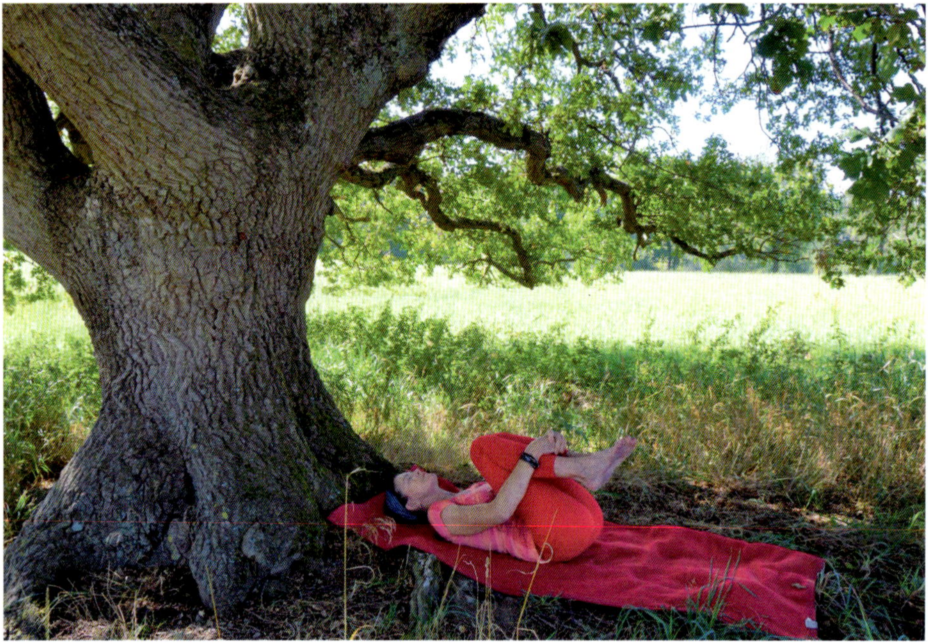

Gehe nun in die Gegendehnung der Kobra, indem du den Rücken rund machst und die Beine auf den Bauch ziehst. Umschließe die Beine fest und bringe deine Oberschenkel so nahe wie möglich zum Bauch.

Atme das Prana der Natur ruhig und tief ein und aus. Du wirst dabei feststellen, dass deine Atembewegung leicht in die Körperseiten ausweicht. Dabei spürst du, wie deine Nieren durch die Atembewegung massiert werden.

Während du tief weiteratmest, schaukelst du leicht von rechts nach links.

Anschließend wippst du in dieser Kugelhaltung leicht vor und zurück.

- ***Wirkung:*** *Dein Rücken wird vorwärts gedehnt und durch die leichten Schaukelbewegungen werden die Rückenmuskeln massiert und entspannt. Auch die Gesäßmuskeln werden gedehnt und entspannt. Die Tiefenatmung stimuliert deine Organfunktionen, besonders die entgiftenden ableitenden Organe, vor allem die Nieren, aber auch Galle, Leber und Darm. Die tiefe Atmung aktiviert sämtliche Entgiftungsfunktionen der Organe.*

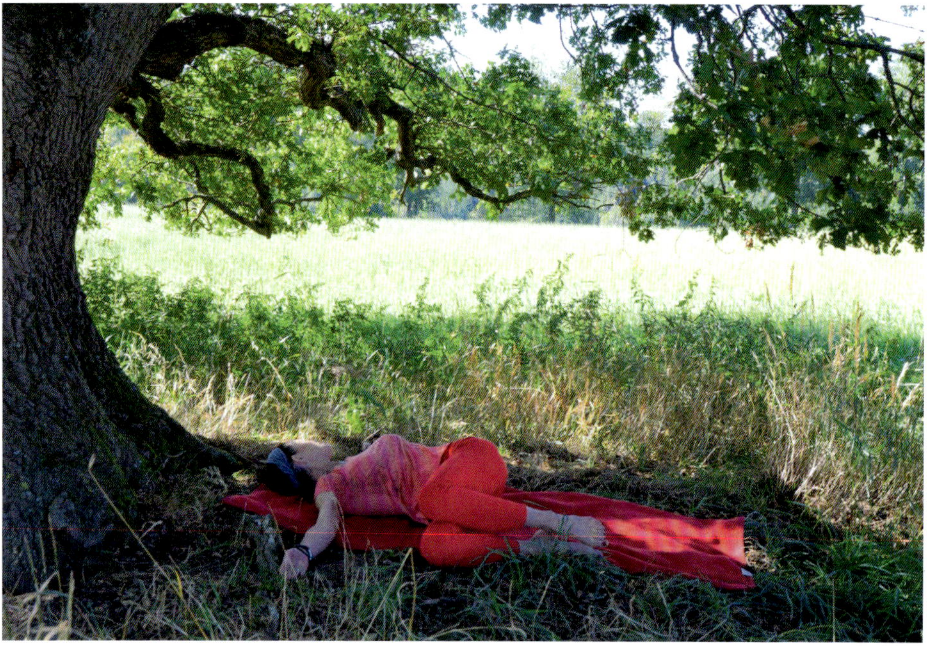

Aus der Rückenrolle stellst du die Beine angewinkelt auf. Die Arme sind zu den Seiten ausgestreckt.

Mit einem tiefen Ausatmen lässt du die angewinkelten Knie nach rechts kippen. Drehe die Hüfte mit auf die Seite. Versuche dabei möglichst beide Schulterblätter im Kontakt mit dem Boden zu halten, auch wenn die Knie dann nicht bis auf den Boden gelangen. Der Kopf dreht sich in die Gegenseite der Knie.

Genieße diese gesunde Drehdehnung deiner Wirbelsäule und atme das Wald-Prana tief und genussvoll ein.

Lass vollkommen los, fühle dich getragen von der Erde und ruhe dich in dieser Asana so lange aus, wie du möchtest.

Wechsle dann zur anderen Seite.

- ***Wirkung:*** *Durch jede Asana mit einer Drehdehnung des Körpers wird die Wirbelsäule flexibel, das sympathische Nervensystem wird gestärkt; die Rückenmuskeln und Faszien werden gedehnt und entspannt. Die Bauchorgane werden in einer Dreh-Asana durch die tiefe Atmung intensiv massiert. Diese Stimulation besitzt eine gesunde entgiftende Wirkung für dich. Drehdehnungen entgiften also und schenken tiefe Ruhe. Energetisch betrachtet wird das Sonnengeflecht aktiviert und harmonisiert. Für Körper und Geist wird gleichermaßen Stress abgebaut. Dein inneres Gleichgewicht wird gestärkt, mit einer inneren Würde begegnest du äußeren Umständen und es fällt dir leicht, deinen Idealen treu zu bleiben.*

Schulterstand (Sarvangasana)

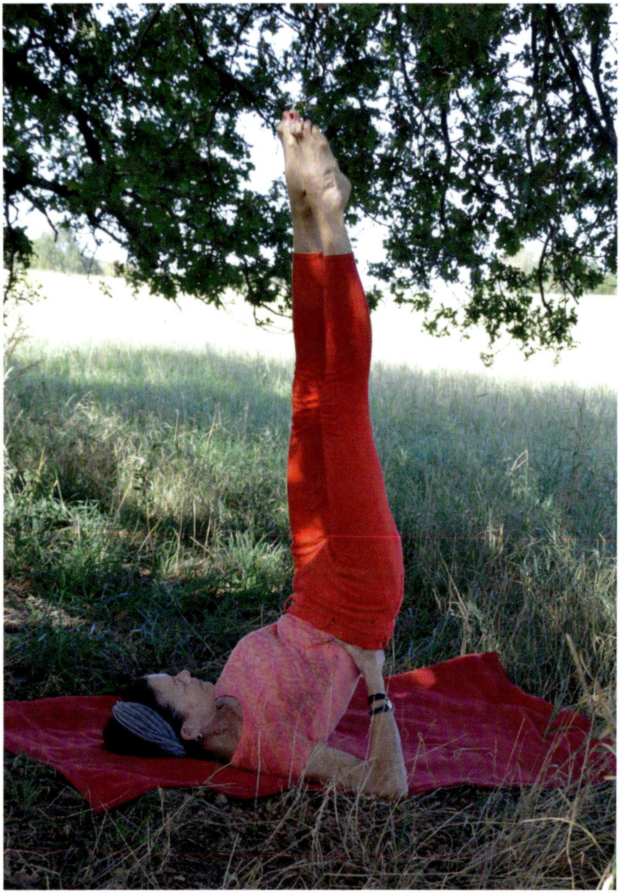

Komme aus der Rückenlage auf deine Art behutsam hoch in den Schulterstand und stütze den Rücken dabei ab. Versuche die Ellbogen relativ nahe zusammenzubringen.

Atme auch hierbei besonders tief und beobachte die Bewegung deines Unterbauchs beim Atmen.

Wenn du möchtest, kannst du vor der Auflösung dieser Asana noch in den Pflug (Halasana) übergehen. Dazu senkst du die gestreckten Beine hinunter zum Kopf und versuchst, mit den Zehen möglichst nahe zum Boden zu kommen.

Löse den Pflug beziehungsweise den Schulterstand sanft und langsam auf, indem du den Rücken mit den Händen abstützt und die Wirbelsäule Wirbel für Wirbel auf dem Boden ankommen lässt.

Halte die Beine dann noch kurz angewinkelt und schaukle mit angewinkelten Beinen hin und her. Strecke dann die Beine aus und entspanne in der Rückenlage.

- ***Wirkung:*** *Der Schulterstand normalisiert die Funktion der Schilddrüse. Auch sämtliche Organe deines Körperinnenraums werden im Schulterstand angeregt und harmonisiert; die tiefe Atmung stimuliert vor allem die Organe im Beckenraum. Diese Umkehrhaltung fördert wie alle Umkehrhaltungen außerdem die Durchblutung deines Gehirns und dessen Sauerstoffversorgung. Dadurch verbessert sich deine Konzentration und du verspürst geistige Klarheit.*

Gleichzeitig wirkt diese Umkehrhaltung beruhigend auf das Nervensystem.

Schulter- und Nackenverspannungen können sich durch die Dehnung im Schulterstand wunderbar lösen. Sämtliche Nacken- und Schultermuskeln werden intensiv gedehnt. Auch die Längsmuskulatur des Rückens inklusive der Faszien ist in diese Dehnung einbezogen. Es gibt Menschen, die durch eine regelmäßige Praxis der Asanas – insbesondere des Schulterstands – keine Migräne mehr bekommen haben. Dennoch gilt es immer, sehr vorsichtig mit der Halswirbelsäule umzugehen und darauf zu achten, dass keine Überdehnung spürbar wird. Der Schulterstand energetisiert und beruhigt gleichzeitig, damit eignet er sich auch gut nach einem langen Arbeitstag. Er gilt als verjüngend und verleiht frisches Prana und Vitalität.

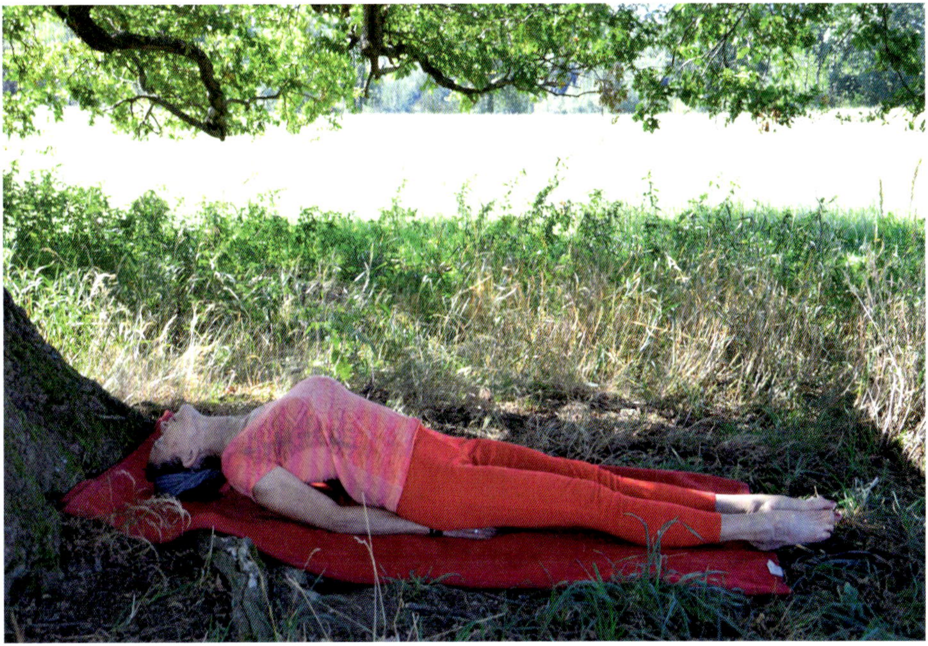

Aus der Rückenlage nach dem Schulterstand begibst du dich nun in den Fisch. Dazu drückst du die Ellbogen nach unten in den Boden und stemmst darüber den Oberkörper hoch nach oben. Dein Brustkorb ist geöffnet und nach oben gewölbt. Dein Kopf hängt entspannt nach unten zum Boden; gib aber kein Gewicht und keinen Druck auf deinen Kopf, damit deine

Halswirbelsäule nicht gestaucht wird. Der Kopf darf sogar ein Stück über dem Boden hängen.

Spüre die Dehnung deines Brustraums und atme tief in den Brustkorb hinein.

Rolle den Rücken schließlich behutsam wieder auf dem Boden ab und spüre kurz nach.

- ***Wirkung:*** *Stark aktivierend, öffnend. Diese Asana hilft dir, dein Herz zu öffnen und emotionale Spannungen zu lösen. Auch Spannungen im Solarplexus können sich auflösen, was dir inneren Frieden schenkt. Der Fisch verleiht ein Gefühl der Freiheit, der Offenheit und der Freude.*

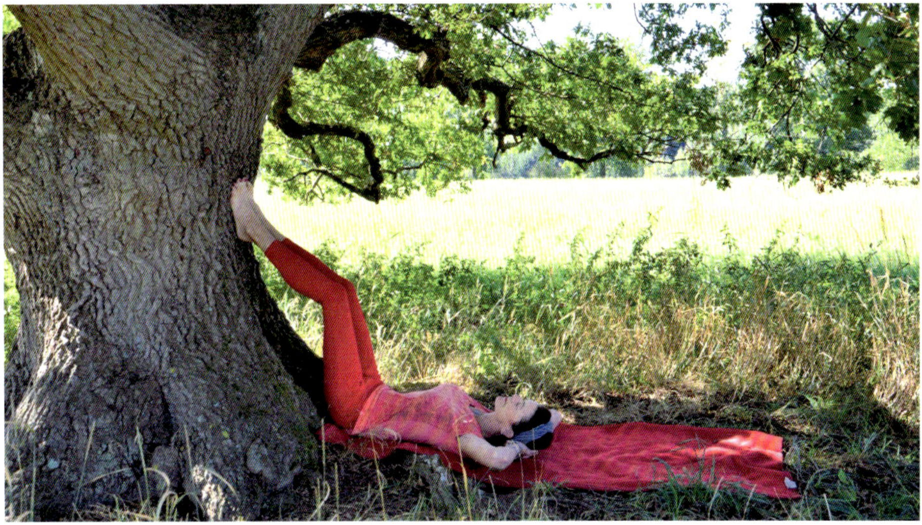

Nach den Vorwärts- und Rückwärtsdehnungen winkelst du nun die Beine an und legst sie gegen einen Baumstamm. So kann sich der Rücken und besonders die Lendenwirbelsäule zutiefst entspannen.

Genieße diese Rückenentspannung und atme tief und genussvoll in deinen Bauch hinein. Registriere, wie sich deine Bauchdecke beim Atmen hebt und senkt.

- ***Wirkung:*** *Tiefe Erholung und Regeneration, wohlige Rückenentspannung.*

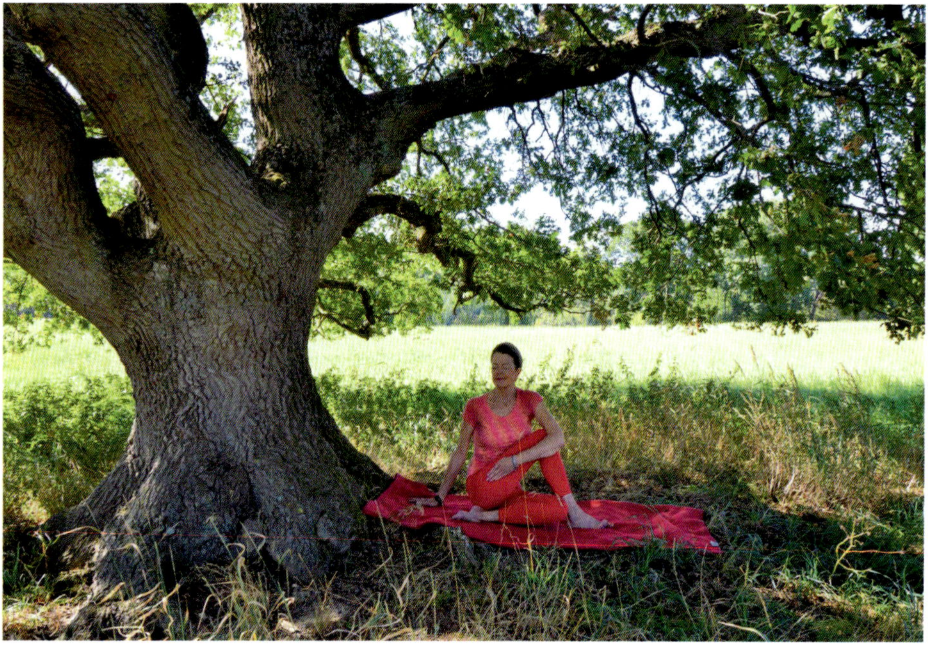

Setze dich aus dem Kniesitz links neben deine Knie. Das linke Bein bleibt angewinkelt.

Das rechte Bein setzt du über das linke Bein und stellst es auf.

Dann klemmst du mit dem linken Unterarm den rechten angewinkelten Oberschenkel fest, sodass du ihn möglichst nahe zum Bauch bringst.

Strecke den rechten Arm aus, führe ihn in großem Bogen über dich hinweg nach hinten und setze die rechte Hand mittig hinter dem Gesäß auf dem Boden ab. Der rechte hintere Arm ist getreckt. Drehe den Kopf ein wenig nach rechts.

Wenn du tief in den Bauch atmest, kannst du spüren, dass die Atembewegung jetzt in die linke Körperhälfte ausweicht. Dadurch werden die Organe in der linken Körperhälfte sozusagen von innen massiert.

Löse nach einiger Zeit, die du als angenehm empfindest, die Haltung wieder auf, indem du zuerst den rechten Arm wieder in einem Bogen vor deinen Körper zurückbringst.

Praktiziere den Drehsitz zur anderen Seite und achte auch hier wieder auf die tiefe Atmung, die nun deine rechte Körperseite von innen massiert.

Halte den halben Drehsitz möglichst lange, mache es dir darin „bequem" und bleibe mit ruhiger tiefer Atmung jeweils 2 bis 5 Minuten auf jede Seite gedreht. Du wirst mit wunderbaren Wirkungen belohnt:

- ***Wirkung:** Durch die Drehung des Körpers wird die Wirbelsäule flexibel, das sympathische Nervensystem wird gestärkt und die Rückenmuskeln werden massiert. Der Dehsitz wirkt* *heilsam gegen sämtliche nervöse Leiden, denn er ermöglicht eine Massage des Solarplexus, dem Zentrum unseres Nervensystems. Der Solarplexus (Sonnengeflecht) gilt zudem als psychosomatische Verbindungsstelle: In dieser „Schaltzentrale“ werden seelische Spannungen oder Konflikte auf die Körperebene gebracht, zum Beispiel in Form von Magen- oder Verdauungsproblemen, Schlafstörungen und vielem anderem mehr. Um die Massage des Solarplexus und auch des Vagusnervs (tief innen in der Körpermitte und ähnlich wichtig für die nervliche Entspannung) zu gewährleisten, sollte tief geatmet werden. Zusätzlich schenkt uns die Tiefenatmung als Massage von innen auch eine Stimulation der Bauchorgane. Vor allem Leber, Galle, Milz und Nieren werden in ihrem Stoffwechsel intensiviert. Sie führen Gifte schneller ab und haben damit eine entgiftende Wirkung.*

- *Energetisch handelt es sich beim Drehsitz um eine der wichtigsten Asanas. Das Sonnengeflecht wird aktiviert und der Energiefluss im Rückenmark verstärkt. Insgesamt wirkt der halbe Drehsitz stressabbauend, nervenstärkend, beruhigend und harmonisierend. Er verleiht dem Übenden die Kraft, im inneren Gleichgewicht zu bleiben, auch wenn widrige äußere Umstände vorherrschen. Die innere Würde wird gestärkt, wir bleiben den eigenen Idealen treu und bewahren das innere Gleichgewicht.*

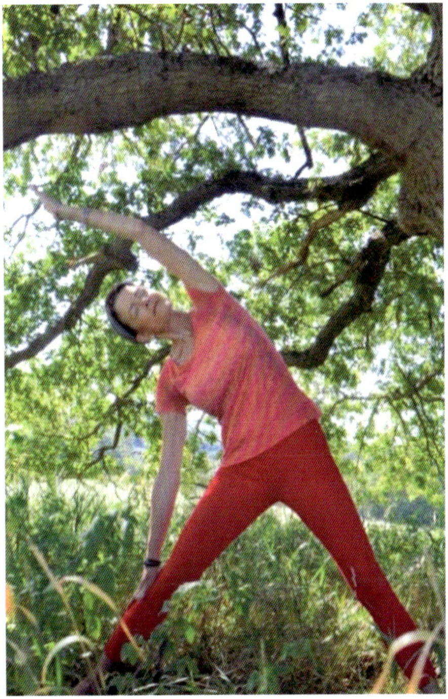
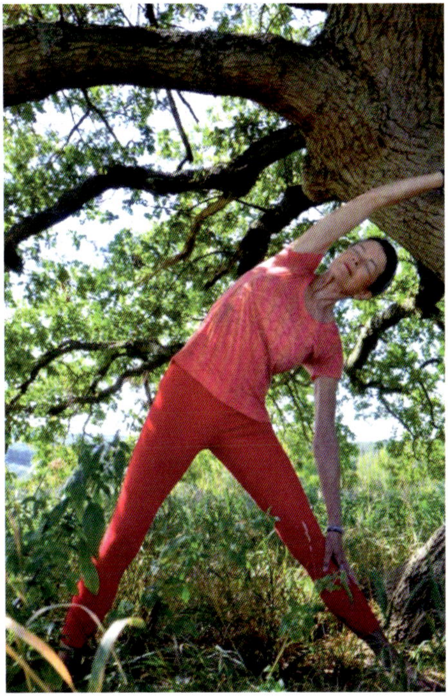

Stelle dich aufrecht hin und grätsche die Beine. Ziehe den rechten Arm über den Kopf weit nach links.

Deine Hüfte bleibt dabei gerade nach vorne ausgerichtet. Verstärke die seitliche Dehnung, indem du die Hand noch weiter nach links ziehst, und atme tief in die Drehung zur Seite hinein.

Halte die Position etwa eine Minute und wechsle zur anderen Seite.

- ***Wirkung:*** *Das Dreieck unterstützt die Verdauung und beugt Rückenbeschwerden vor. Die Wirbelsäule wird gelenkiger, die Bandscheiben werden in dieser Dehnung gut mit Nährstoffen versorgt. Die Leber wird massiert und der Gallenfluss angeregt. Es handelt sich auch um ein hervorragendes Training für einen flachen Bauch und eine schlanke Taille, denn neben der seitlichen Dehnung werden auch die seitlichen Muskeln und die Bauchmuskeln intensiv trainiert.*

Baum (Vrikshasana)

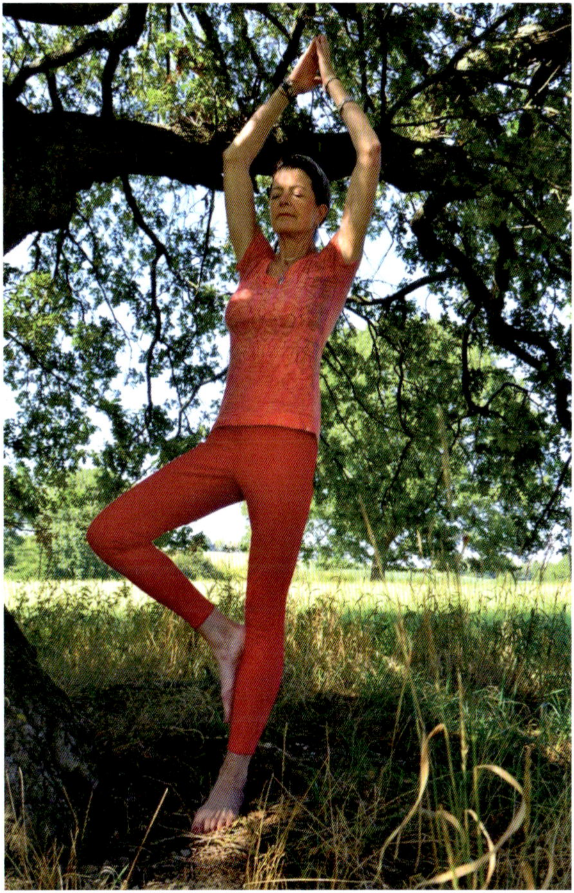

Bestimmt hast du Lust, die Asana „Baum" an deinem Lieblingsbaum auszuführen.

Dann stelle dich fest verwurzelt unter deinen Baum und nimm bewussten Bodenkontakt auf. Spüre die Schwerkraft.

Verlagere dein Körpergewicht auf deinen rechten Fuß und löse den linken Fuß behutsam vom Boden.

Finde deine Balance. Es hilft dir, das Gleichgewicht zu halten, wenn du einen Punkt zwei Meter vor dir auf dem Boden fixierst.

Zentriere dich in deiner Haltung im Gleichgewicht.

Lege dann die linke Fußsohle gegen deine rechte Wade / dein rechtes Knie / deinen rechten Oberschenkel – so, wie es sich für dich angenehm anfühlt.

Strecke deine Arme nach oben aus und bringe die Handflächen zusammen.

Spüre die Schwerkraft der Erde mit deinem rechten Bein.

Strecke dich nach oben zum endlos weiten Himmel.

Spüre dich selbst, emporgereckt zum Himmel und verbunden mit der Schwerkraft aus der Mitte der Erde.

Atme sanft und tief. Stelle dir vor, wie dich das Wald-Prana mit jedem Atemzug sonnig durchflutet und energetisiert.

Bleibe etwa eine Minute in dieser Haltung.

Wechsle zur anderen Seite.

- ***Wirkung:*** *Der Baum stärkt dein Gleichgewichtsgefühl, bringt dich in innere Balance und zentriert dich wunderbar klar in dir selbst. Die Gesäß-, Hüft- und Oberschenkelmuskeln werden ebenso trainiert wie die Rückenmuskulatur.*

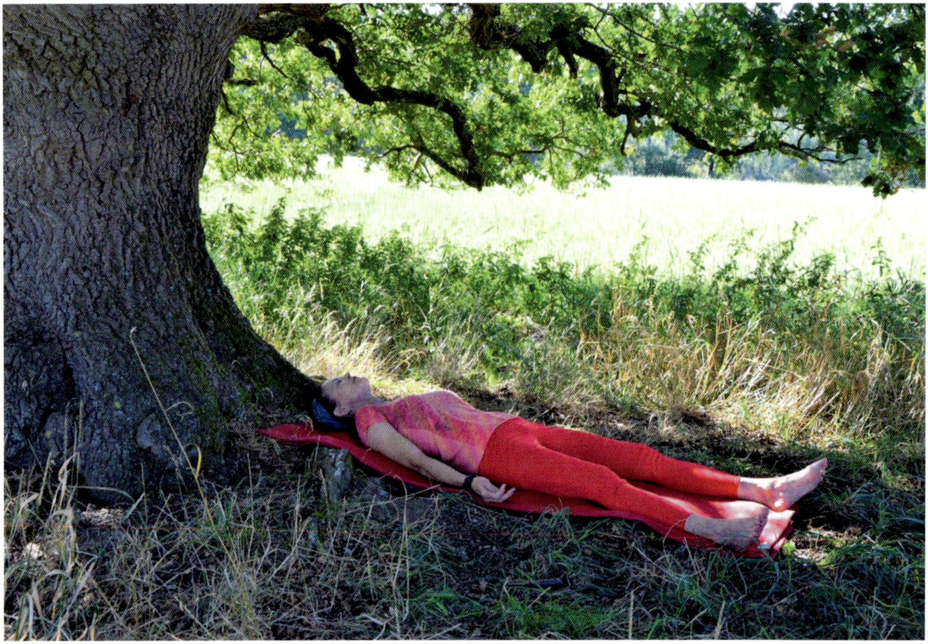

Strecke dich bequem in der Rückenlage aus.

Die Wirbelsäule ist flach auf dem Boden abgelegt. Die Hände ruhen neben dem Körper, die Füße sind gegrätscht abgelegt und können locker auseinanderstehen.

Drehe den Kopf langsam hin und her, um den Nacken noch intensiver zu entspannen.

Atme ein paarmal tief ein und lass mit dem Ausatmen den ganzen Körper locker werden.

***

Deine Aufmerksamkeit wandert durch deinen Körper.

Du spürst deinen rechten Daumen, den Zeigefinger, den Mittelfinger, den Ringfinger, den kleinen Finger – alle fünf Finger. Die Handinnenfläche ist warm durchströmt.

Du spürst das rechte Handgelenk, den Unterarm, den Ellbogen, die Schulter, die rechte Hälfte des Oberkörpers.

Dann spürst du den rechten Oberschenkel, das Knie, die Wade, die Ferse, die Fußsohle, den großen Zeh, den zweiten Zeh, den dritten Zeh, den vierten Zeh und den kleinen Zeh – alle fünf Zehen. Wohlige Wärme fließt durch dein rechtes Bein und durchströmt den Fuß ganz warm.

Die ganze rechte Körperseite ist locker, wohlig schwer und warm durchströmt.

***

Du spürst deinen linken Daumen, den Zeigefinger, den Mittelfinger, den Ringfinger, den kleinen Finger – alle fünf Finger. Die Handinnenfläche ist warm durchströmt.

Du spürst das linke Handgelenk, den Unterarm, den Ellbogen, die Schulter, die linke Hälfte des Oberkörpers.

Dann spürst du den linken Oberschenkel, das Knie, die Wade, die Ferse, die Fußsohle, den großen Zeh, den zweiten Zeh, den dritten Zeh, den vierten Zeh und den kleinen Zeh – alle fünf Zehen. Wohlige Wärme fließt durch dein linkes Bein und durchströmt den Fuß ganz warm.

Die ganze linke Körperseite ist locker, wohlig schwer und warm durchströmt.

Wohlig lässt du dich sinken und spürst, wie die Erde dich trägt, ganz fest und sicher. Du kannst alles loslassen und dich der Erde anvertrauen. Lass dich einfach tragen.

In deinem Bauchraum ist es ganz weich und locker. Dein Bauch ist gelöst, dein Sonnengeflecht ist warm durchströmt.

Wunderbare weiche Zufriedenheit breitet sich in deinem ganzen Bauchraum aus.

***

Nimm deinen Atem wahr. Ganz leicht bewegt dein Atem den Bauch und den Brustkorb. Jeder Atemzug verbindet dich mit der Frische und Weite des Himmels.

Du kannst das sanfte Fließen des Atems auch in der Nase wahrnehmen.

Wie kühle weiße Seide strömt der Atem in die Nase ein, warm und locker strömt der Atem wieder aus.

***

Dein Kopf ist leicht und schwerelos.

Die Augenbrauen gleiten ein wenig auseinander. Auch die kleinen Muskeln rings um die Augen herum sind entspannt und gelöst. Die Kiefermuskeln sind locker, die Lippen leicht geschlossen.

***

Der ganze Körper ist weich und entspannt, von Kopf bis Fuß. Du spürst und genießt den ganzen Körper, von oben bis unten.

Tiefer Frieden verbindet dich mit der schönen Natur um dich herum.

Dein innerer Frieden ist eins mit der friedlichen Stille deines Baumes.

Still und klar und friedlich bist du mit deinem Baum verbunden.

***

Du atmest die heilsamen Essenzen der Waldluft ein.

Jede Zelle deines Körpers lädt sich mit frischer vitaler Energie auf. Jede deiner Zellen beginnt, sonnig zu leuchten.

Du fühlst dich so richtig wohl in deiner Haut.

***

Du bist gesund und voller Energie.

Erfrischt und regeneriert beginnst du, den Körper wieder auf Aktivität einzustellen, indem du sanft die Zehen bewegst.

Spanne dann deine Bein- und Gesäßmuskeln kräftig an.

Beginne, dich zu recken und zu strecken.

Atme tief durch und öffne die Augen. Schau dich um und trinke die Farben der Natur mit deinen Augen.

Strahlend gut gelaunt und voller Kraft kommst du langsam wieder hoch zum Sitzen.

- ***Wirkung:*** *Tiefenentspannung löst den ganzkörperlichen Entspannungsimpuls aus: Stresshormone werden abgebaut, Glückshormone, vor allem Serotonin, aber auch Dopamin und manchmal sogar Endorphine werden ausgeschüttet. Der Parasympathikus (= Ausgeglichenheit, Ruhe) wird aktiviert, der Sympathikus (= Unruhe, Aktion) wird reduziert. Auch der Kreislauf kommt darüber zur Ruhe, die Arterienwände erweitern sich, was heilsam gegen Bluthochdruck wirkt. Auch Kopfschmerzen, Magenreizung, Reizdarm, Schlafstörungen, Verdauungsprobleme und allen weiteren stressbedingten Krankheiten wird entgegengewirkt. Das Immunsy-*

stem wird gestärkt, der gesamte Stoffwechsel harmonisiert. Sämtliche Reparatur- und Regenerationsmechanismen des Körpers finden in der Tiefenentspannung statt und sorgen für Erholung und Erneuerung.

Selbstverständlich wirkt die Tiefenentspannung nicht nur auf das zentrale Nervensystem, sondern auch direkt auf die Psyche – und zwar sehr intensiv. Du findest deine innere Mitte wieder, zentrierst dich in dir selbst, indem du wohlig in die Gelöstheit sinkst. Unruhe und Nervosität verschwinden augenblicklich. Deine Selbstwahrnehmung wird harmonisiert und du fühlst dich wieder richtig wohl in deiner Haut. Der wunderbare Botenstoff Serotonin, der in der Entspannung und in der Meditation verstärkt vom Gehirn in Umlauf gebracht wird, schenkt dir ein leises, heiteres Glücksgefühl. Dein Geist ist wieder klar und konzentrationsfähig. Innere Ruhe, Ausgeglichenheit und eine sanfte Freude belohnen dich als Reaktion auf die Tiefenentspannung – und je öfter sie praktiziert wird, desto schneller und intensiver wirkt sie sich aus.

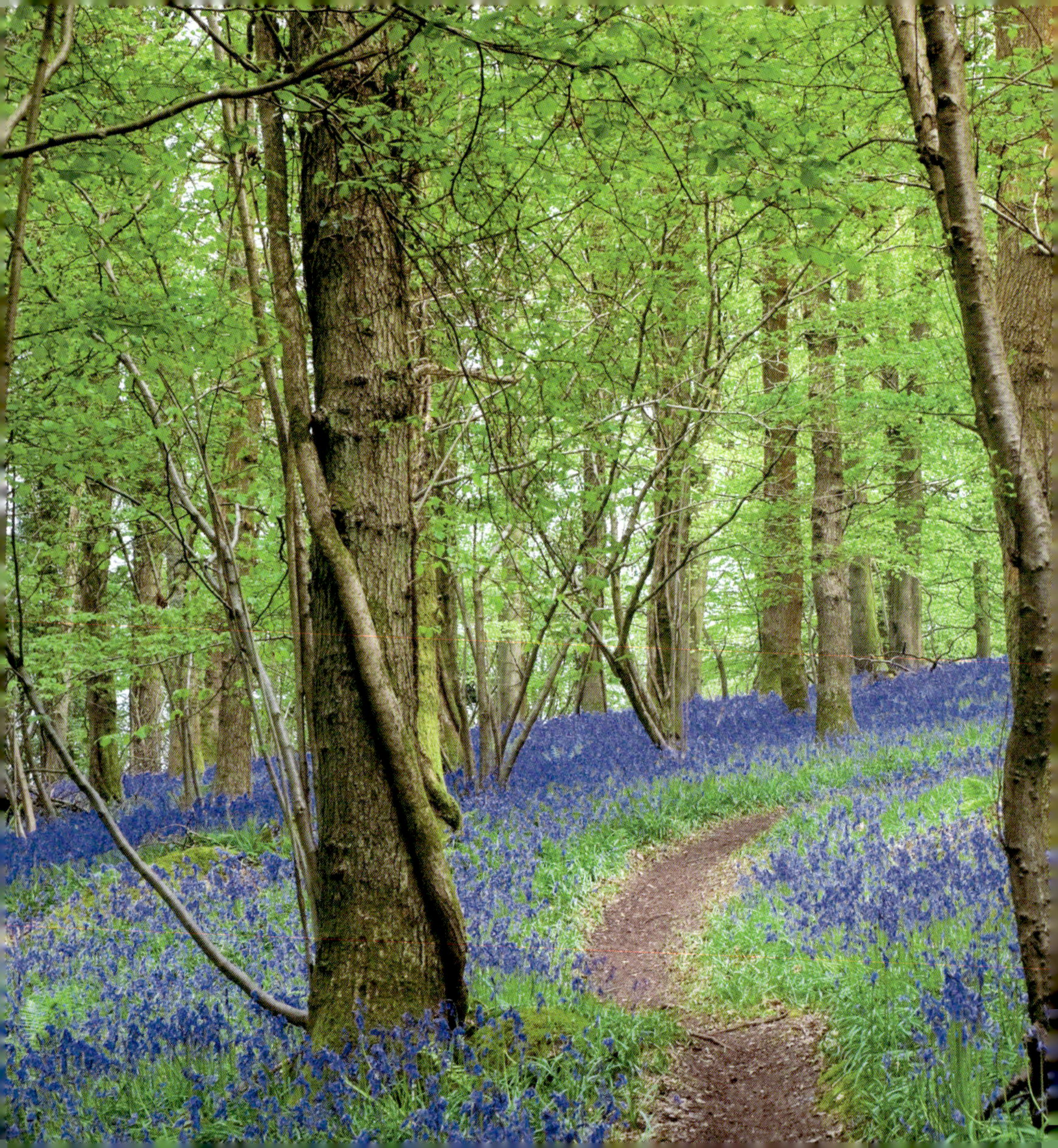

Baum-Meditation: Verschmelzen mit dem Lieblingsbaum, sich erden und verwurzeln

Vielleicht hast du im keltischen Baumhoroskop nachgeschaut, welcher Baum dir zugeordnet ist, zum Beispiel die Buche, die Kiefer, die Fichte oder die Eiche, und empfindest diese Zuordnung als stimmig. Dann suche dir diese Baumart und finde dein persönliches Prachtexemplar, irgendwo an einem ruhigen, ungestörten Standort.

Ansonsten wandere einfach achtsam und still durch den Wald und lass dich von einem Baum finden. Eine Art geheimer Herzmagnetismus kann dich zu „deinem“ Baum führen. Das ist dann ganz einfach der Baum, den du schön findest, oder würdevoll, besonders kraftvoll und gesund.

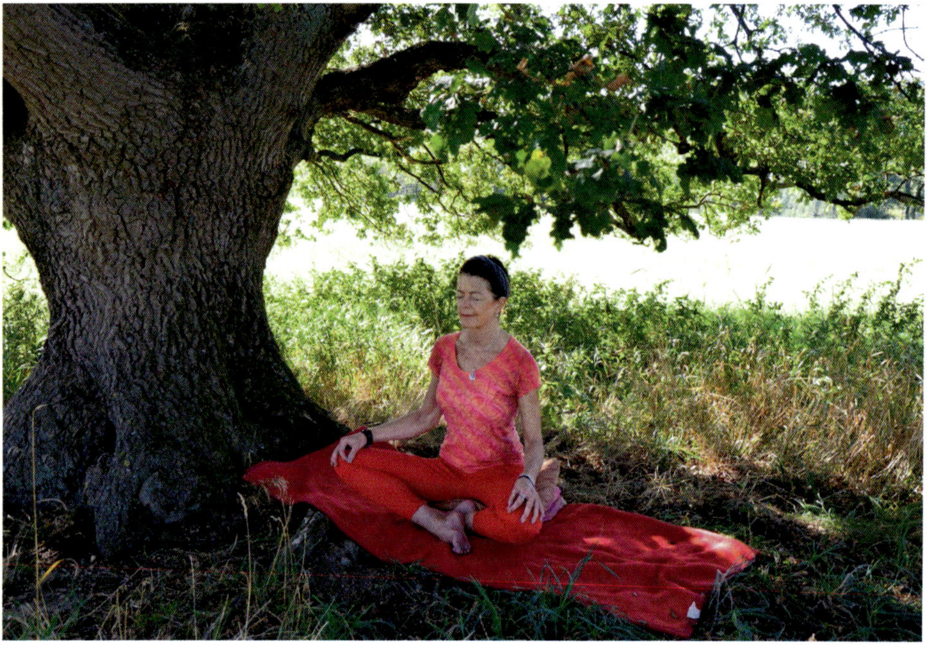

Begegne deinem Baum als einem wunderbaren Lebewesen, freundlich und respektvoll. Berühre die Rinde, taste die raue Rinde vorsichtig ab. Nimmst du einen Duft wahr, von der Rinde oder dem Harz, von den Blättern oder Nadeln? Auf welchem Boden ist dieser Baum gewachsen? Spielt der Baum mit dem Wind und lässt seine Äste im Wind tanzen? Rauschen

seine Blätter leise? Funkelt die Sonne zwischen den Blättern hindurch?

Wenn dein Baum ein Nadelbaum ist, dann kannst du seinen würzigen Duft riechen und seine Samen, die Zapfen, auf dem Waldboden finden. Schau dir das Zuhause deines Baumes an, den Boden, der ihn nährt, die Vögel in seiner Umgebung, die Baumfreunde in seiner Nähe.

Betrachte und betaste den Baum achtsam und erspüre, ob du dem Baum angenehm bist.

Lass dich erst nach dieser respektvollen Begrüßung und Erkundung auf deiner mitgebrachten Unterlage am Fuß des Baumes nieder und lehne dich an seinem Stamm.

Schließe die Augen. Erfühle intuitiv und liebevoll, ob dieser Baum eine Wesensart hat, eine Art Charakter oder Persönlichkeit, vielleicht eine bestimmte Energie. Deine Wirbelsäule ist wie eine Antenne und deine Aufmerksamkeit wie Radar. Lehne dich gemütlich an und lass dich friedlich in den Baumstamm „hineinsinken".

Entspanne den ganzen Körper.

Atme ruhig und gleichmäßig.

Du bist ganz still und achtsam.

Empfängst du etwas von diesem Baum?

Wenn du nichts Konkretes erspürst, ist das vollkommen in Ordnung. Die Natur eines Baumes ist Stille.

Wie viele Jahrzehnte steht dein Baum schon unbewegt an seinem Platz?

Seine Erlebnisse bestehen in Wind, Regen und Sonne, in Tag und Nacht, seine Abenteuer in Gewittern oder in Stürmen.

Tief verwurzelt in der Erde, hoch erhoben in die klare Luft des Himmels steht er in unerschütterlicher Ruhe. Er trinkt den Regen mit seinen Wurzeln und die Sonne mit seinen Blättern oder Nadeln.

Falls er Gefühle hat, mag er wahrscheinlich den Wind, den Regen und die Sonne.

Ob er sich wohl vor Sturm und polternden Gewitterblitzen fürchtet?

Genieße die Verbundenheit, während du über ihn nachdenkst.

Bleibe wach und intuitiv auf deinen Baum ausgerichtet.

Dein Baum tut dir gut, öffne dein Herz und versuche, auch selbst dem Baum angenehm zu sein und ihm gutzutun.

Wie tief mögen seine Wurzeln in die Erde hinabreichen? Dehne dein Bewusstsein in diese Verwurzelung tief hinunter in den Erdboden aus. Dein Bewusstsein verschmilzt mit seinen Wurzeln.

Wie kraftvoll und hoch ragt er nach oben? Dehne dein Bewusstsein hoch nach oben aus, in seine Krone, in seine Höhe.

Verschmelze mit deinem Baum zu einem Wesen.

Irgendwann bekommst du Lust, weiterzuwandern. Löse dich dann sanft und freundlich von deinem Baum. Danke ihm für die Berührung und für seine Nähe und erkunde weitere schöne Facetten des Waldes ...

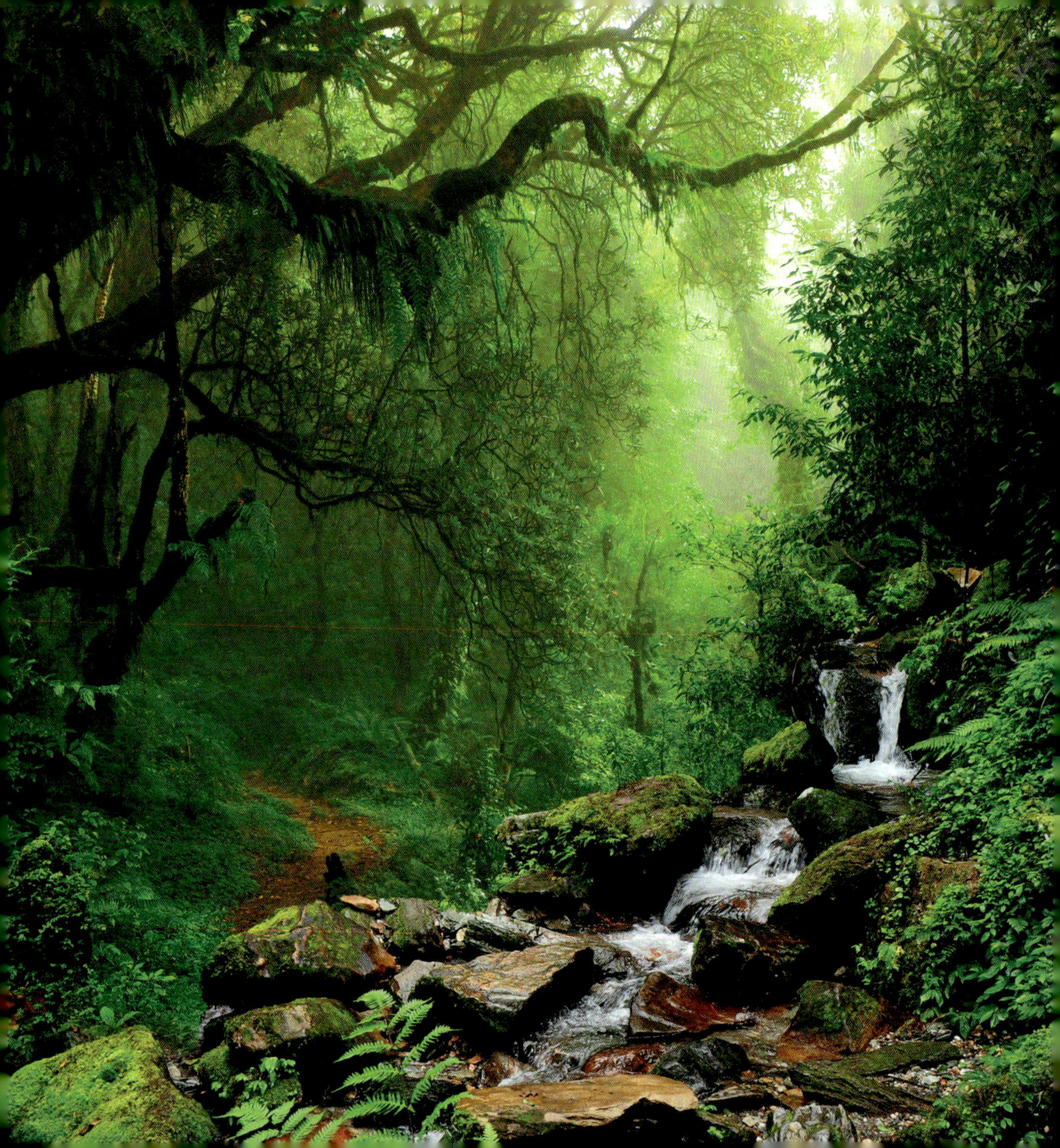

Das Herz öffnen – liebevoll eins mit dem Wald werden

Mit dem Pranayama, der Achtsamkeit und vielleicht dem Wald-Yoga hast du bereits eine sehr innige Verbindung mit dem Wald, zu den Bäumen und der gesamten Natur hergestellt. Mit diesem meditativen Geist kannst du den Spirit der Natur in seiner ganzen Fülle wiederentdecken. Hier spürst du deine Wurzeln und erdest dich. Du findest wunderbare Ruhe und erlebst seelisches Wachstum. d**enn die Natur ist der Ort, an dem sich dein Herz wie von selbst öffnet.**

Wenn du Lust hast und es ausprobieren möchtest, kannst du mit dem Herz-Pranayama, einer Atemmethode, die dein Herz bzw. deine Seele mit Prana erfüllt, ein tiefes sonniges Glücksgefühl erleben.

Herzatmung

Lass dich entspannt an einem deiner Lieblingsplätze nieder. Gönne dir zuerst ein paar tiefe entspannende Atemzüge, mit denen du Reste von Anspannung im Nacken oder Magenbereich loslässt.

Spüre dann in deinen Brustraum hinein.

Dein Atem fließt leicht und seidig, ganz von selbst.

Jeder Atemzug verbindet dich mit dem Wald und den Bäumen. Jeder Atemzug verbindet dich ebenso mit der klaren Weite des Himmels.

Mit jedem Atemzug nimmst du die Freiheit des Himmels in deinen Brustkorb auf.

Dein Brustraum ist durchweht von der erfrischenden Weite des Himmels.

Der Windhauch des Atems durchweht dich ganz von selbst.

Hier an diesem schönen Ort nimmst du außerdem das gesunde Wald-Prana in dich auf. Vitalisierende Baumessenzen, die Terpene, fließen über deine Lungen in den ganzen Körper. Jeder Atemzug schenkt dir Heilung und Energie.

Versinke mit deiner Aufmerksamkeit in deinem Brustraum, in dem es ganz von selbst atmet.

Mit jedem Atemhauch strömt auch feinstes Sonnenlicht in deinen Brustkorb und sammelt sich darin. Stelle dir vor, wie dein Herz sonnig durchflutet wird.

In deiner Fantasie kannst du dir eine kleine Sonne mitten in deinem Brustkorb vorstellen, die mit jedem sanften Atmen noch goldener leuchtet. Das tut dir gut, bis ins Innerste deines Herzens.

Du spürst ein warmes goldenes und sonniges Leuchten in deinem Brustraum.

Mit diesem sonnigen und freien Gefühl in deiner Brust fühlst du dich vollkommen wohl und zufrieden.

Genieße das Atmen des Wald-Prana und des Sonnenlichts bewusst, genieße, dass dein Körper und deine Seele davon genährt werden.

Fühle dich eins und in Liebe mit dem Wald und der Natur um dich herum.

Waldbaden am Bach

Vielleicht kennst du einen Wald, durch den ein Bach fließt? Dort findest du eine ganz besondere Frische. Setze dich an eine schöne Stelle am Bach, wo das Wasser besonders lebendig fließt, murmelt und gluckst.

Einfach nur da sein

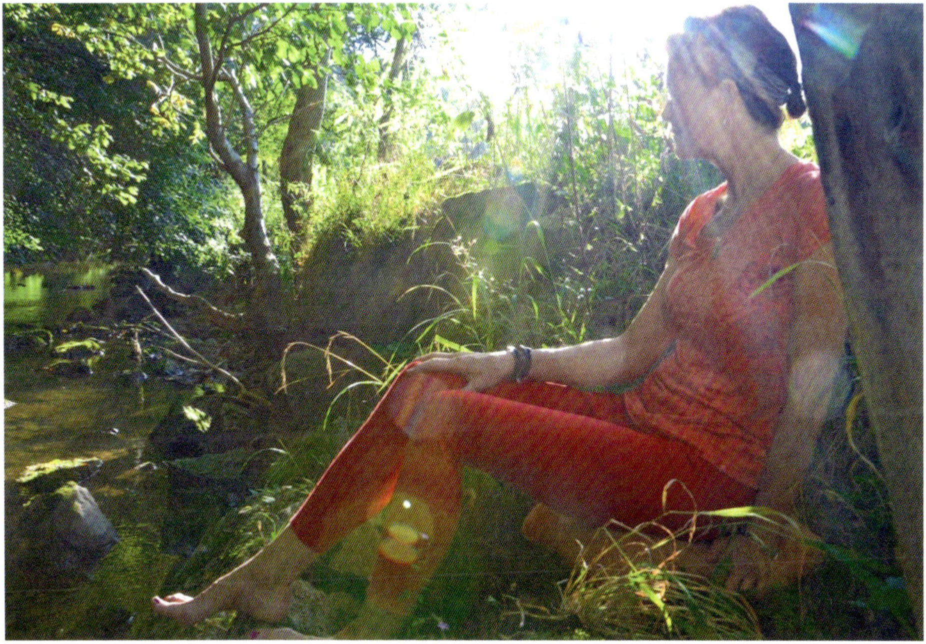

Am Ufer angekommen, lässt du dich an diesem neuen Lieblingsplatz möglichst bequem nieder.

Befinden sich kleine Steine am Ufer? Wenn ja, dann hebe einige davon auf und wirf sie in den klaren Bach. Mit einem Glucksen spritzt jedes Mal eine kleine Wasserfontäne auf. Beobachte das Wasser, wie es aufspritzt und gluckst. Du fühlst dich frei und gelöst. Wenn du Lust hast, kannst du spielerisch versuchen, ein paar flache Kieselsteine mit mehreren Sprüngen über das Wasser hüpfen zu lassen.

Fühle dich über das sanfte Atmen eins mit dem Wald.

Fokussiere dich auf deinen ruhigen Atem, atme das heilende Wald-Prana friedlich ein und aus.

Lass allen Ballast los. Du darfst einfach nur da sein und dich wohl in deiner Haut fühlen.

Die tiefe Bauchatmung

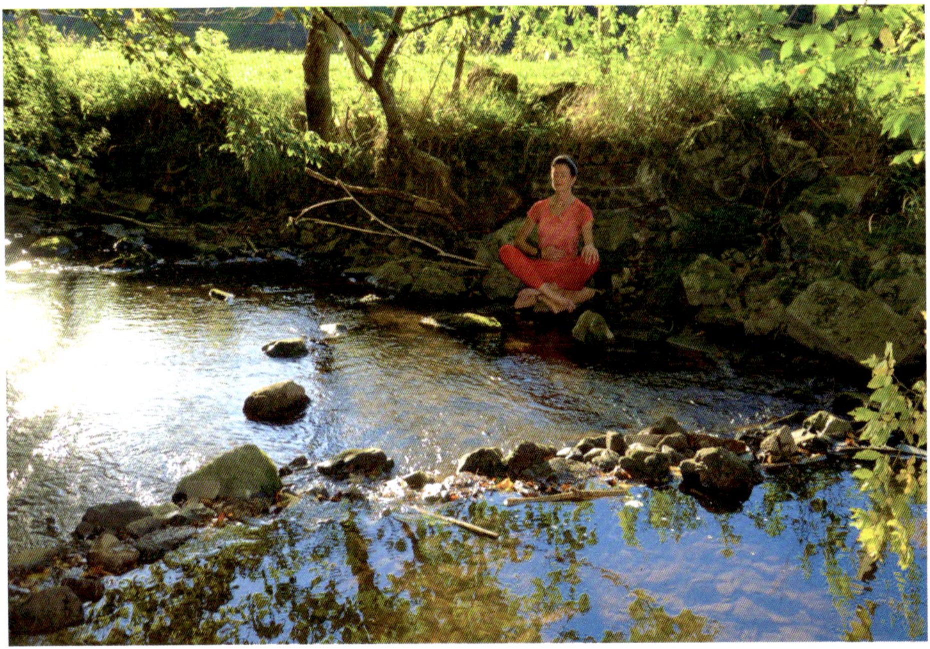

Um dich mit Prana aufzutanken und gleichzeitig alle restliche Spannung loszuwerden, gehe jetzt aktiv in die tiefe Bauchatmung. Lege dazu eine Hand auf deinen Bauch.

Nimm deinen Atem wahr. Spürst du, wie sich dein Bauch beim Atmen bewegt?

Intensiviere diese Atembewegung.

Atme deine Lungen ganz leer. Drücke dazu die Luft so tief hinaus, dass sich dein Bauch stark einzieht.

Mit jedem tiefen Ausatmen sinkt der Bauch mit der aufliegenden Hand so weit nach innen, als wollte der Bauchnabel bis zur Wirbelsäule gelangen.

Mit jedem Einatmen drückst du den Bauch und die darauf liegende Hand weit nach außen. Atme dabei tief und ruhig ein, fülle deine Lungen sanft(!) mit Wald-Prana, bis oben zum Schlüsselbein.

Prana atmen am Waldbach

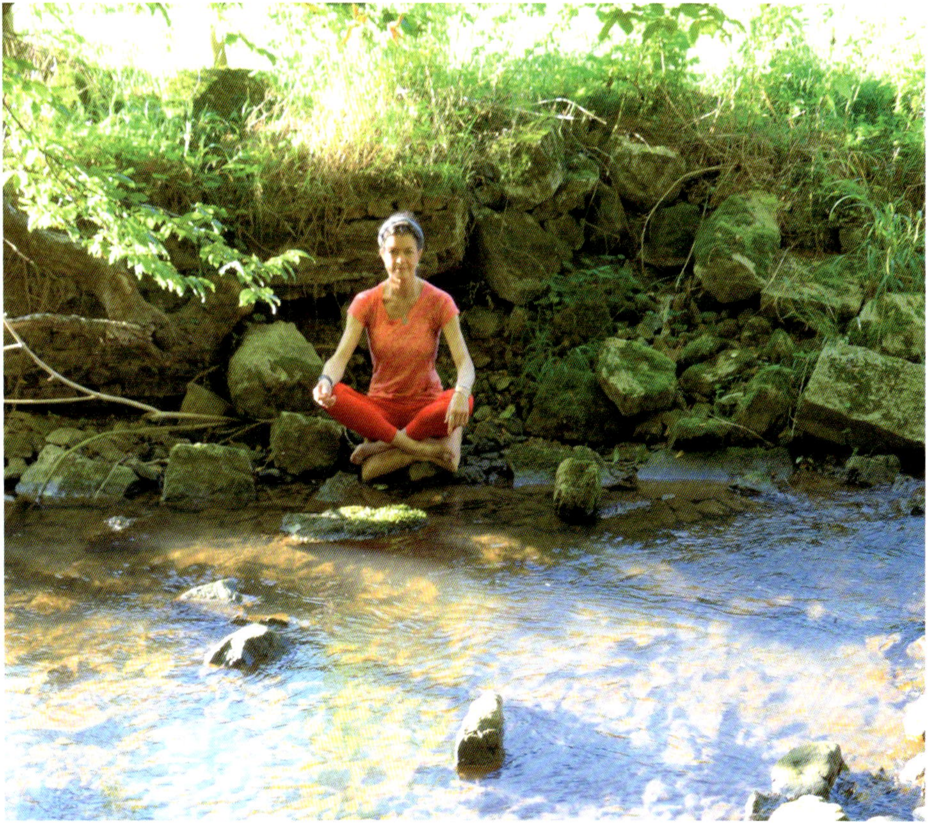

Am besten hast du nun schon 10-mal die tiefe Bauchatmung praktiziert. Nun kannst du normal weiteratmen, wenn auch ein bisschen sanfter, ein bisschen tiefer und ein bisschen langsamer als sonst. Du atmest jedoch mühelos, ohne jede Anstrengung, genussvoll.

Beobachte und erlebe das wohlige Fließen deines Atems jetzt ganz passiv. Das Atmen geschieht von selbst.

Zart wie weiße kühle Seide fließt der Atem in deine Nase hinein. Warm und friedlich strömt der Atem aus der Nase wieder hinaus.

Nimm mit jedem feinen und sanften Atemzug die Waldluft in dich auf, so als würdest du feinsten duftenden Nektar trinken.

Lass deine Atemluft fein wie kühle weiße Seide in die Nase einströmen. Atme die leicht erwärmte Luft ebenso sanft wieder aus.

Versuche, den Duft des Waldes und die zarte Heilkraft der Terpene zu riechen.

Dein Wald-Atem strömt wie zart duftender Balsam in deine Nase hinein und bis zur Stirn hinauf.

Diese sanfte fließende und genussvolle Atmung lädt dich am schnellsten und intensivsten mit Prana auf.

Genieße die seidige, sanfte Prana-Atmung so lange, wie du Lust hast.

Seelentherapie:
Befreiendes Loslassen am Waldbach

Therapeutische Meditation am Bach: „Tiefes Loslassen“

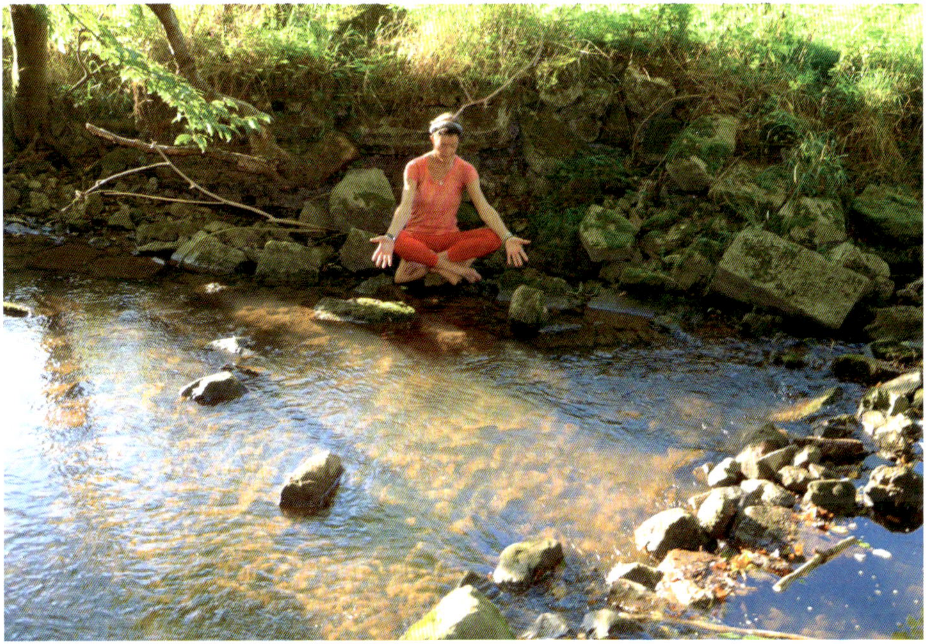

Du bist an deinem Lieblingsplatz an einem Bach im Wald und genießt den frischen Duft der Natur. Friedlich murmelt das leuchtende fließende Wasser.

Die Sonne scheint warm und vielleicht spürst du einen frischen Windhauch im Gesicht. Nimm das Wasser mit allen Sinnen wahr.

Glitzert die Sonne auf den kleinen Wellen?

Oder tanzen goldene Sonnenstrahlen auf dem erdigen Grund deines Baches?

Kannst du das Wasser riechen?

Was hörst du, wenn du intensiv lauschst? Vielleicht ein leises, murmelndes Plätschern?

Lass dich von der fließenden Klarheit des Baches erfrischen.

Kannst du wahrnehmen, dass das Strömen des kühlen Wassers beruhigend auf dich wirkt?

Endlich findest du die Zeit, einmal in Ruhe über alles nachzudenken …

Erlaube deinem Unterbewusstsein, jetzt deine Probleme und Konflikte auftauchen zu lassen, denn hier kannst du sie in Ruhe loslassen und Heilung finden.

Deine Fantasie darf den Problemen und unangenehmen Gefühlen, die auftauchen, jetzt eine Form geben. All deine unangenehmen Emotionen wie Ärger und Wut, Traurigkeit, Verletztheit und natürlich auch Angst und Sorge dürfen sich zeigen.

Das darf ganz negativ aussehen. Die Konflikte können die Form glühender Kohlen haben oder wie dunkler Schleim oder schwarzer Qualm aussehen. Möglicherweise zeigt deine Vorstellungskraft sie dir auch als schwere Bleiklumpen oder als Ranke mit spitzen Stacheln.

Du ballst mit einer Bewegung beide Hände zu Fäusten und hältst die imaginären Gefühlsformen fest vor deiner Brust, auch wenn das schmerzhaft sein sollte.

Danach gehst du in deine Erlösung, in die Loslösung von all dem, was dich belastet, In ein tiefes entschiedenes Loslassen.

Du wirfst die imaginären Gefühlsformen energisch in den strömenden Bach.

Die Bewegung des Festhaltens vor der Brust mit geballten Fäusten und das entschlossene Wegwerfen der negativen Formen kannst du mehrmals wiederholen, wenn du möchtest.

Wenn du dich der Störgefühle entledigt hast und dich befreit fühlst, betrachtest du das schimmernde fließende Wasser, das diesen Unrat für immer mit sich nimmt und von dir wegfließen lässt.

Spüre das Gefühl von Befreiung.

Atme ein paarmal erlöst auf. Dein Atem fließt nun viel tiefer und freier. Du hast das Gefühl, als könntest du das weite Blau des Himmels in deinen Brustkorb einatmen. Dein Brustkorb fühlt sich weit und frei an. Du fühlst dich sehr friedlich und genießt einfach, dich selbst zu spüren.

Du ruhst in dir und fühlst dich einfach wohl in deiner Haut.

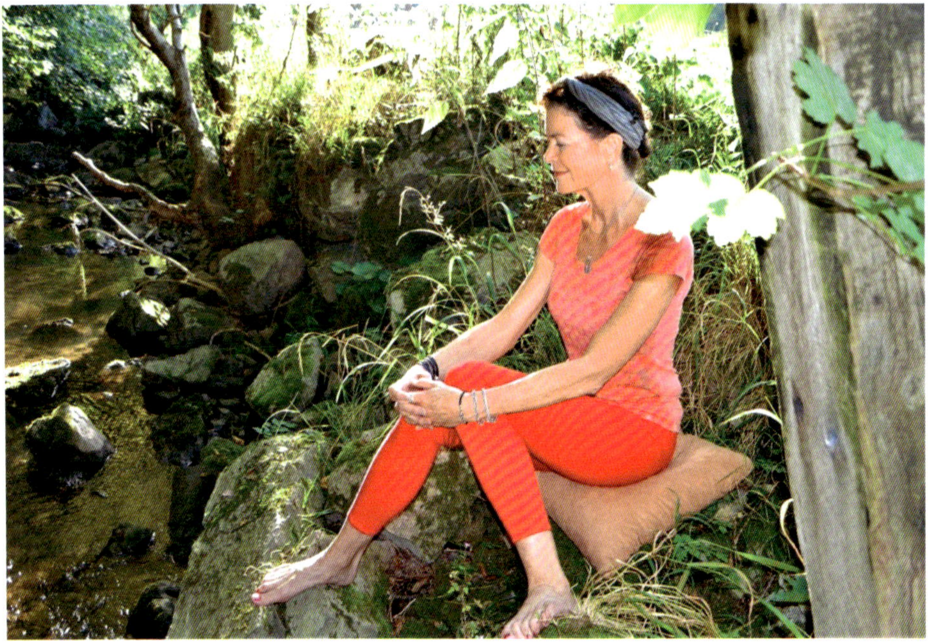

Lass alles los. Alle Probleme, alle Gefühle, alles Wollen, allen Ballast. Den Alltag, deine normalen Themen.

Sei still.

Sei frei.

Sei einfach du selbst.

Fühle dein SEIN.

Genieße dich.

Sei intensiv du selbst, während du alles fließen lässt. Schau dabei den glitzernden Wellen des Baches zu.

Meditation „Buddha am Fluss“

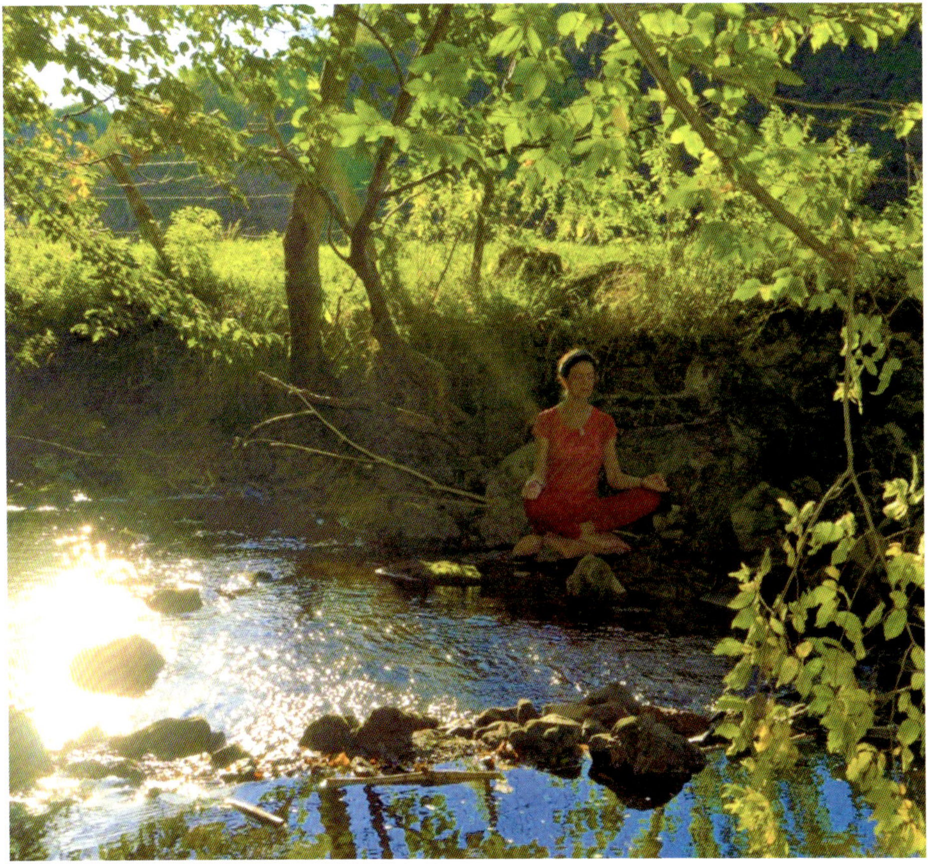

Heiter und gelöst betrachtest du das schimmernde Fließen deines Baches. Das Wasser ist so klar, dass du bis auf den Grund schauen kannst, wo die goldenen Lichtreflexe der Sonne über die Erde und die dicken Kiesel tanzen.

Über dir erstreckt sich der Himmel in weitem Blau, vielleicht ziehen hin und wieder kleine weiße Wölkchen durch diese Weite, die sich im Himmelblau verändern. Manche davon lösen sich im warmen Sonnenschein auf …

Nimm dein Eigengewicht wahr. Spüre deine Wirbelsäule stark und gerade aufgerichtet.

Du fühlst dich sehr friedlich und genießt einfach, dich selbst zu spüren.

Wenn du dich hier an deinem Bach ausruhst, fühlst du dich nach einer Weile so still und gelassen wie ein Buddha, der am Bach meditiert und in tiefer Gelassenheit das Strömen des Baches betrachtet.

Mit tiefer Ruhe und Gelassenheit bist du nur deiner selbst gewahr.

Du bist ganz ruhig und wohlig entspannt. Deine Augen und deine Stirn sind kühl und frisch.

Deine Gedanken werden immer leiser und entfernen sich immer weiter. Dein Geist ist hellwach und ruhig.

Dein Gesicht drückt heitere Gelassenheit und tiefen Frieden aus.

In deinen Augen spürst du ein Lächeln.

Du bist In deine friedvolle Meditation versunken und erlebst als Buddha eine erhabene, heilige Stille und Bewusstheit.

Klares Bewusstsein durchstrahlt deinen Geist. Es ist so, als würde sich dein Geist immer weiter ausdehnen, empor in eine hohe klare Stille, und weiter hinaus in eine befreiende unendliche Weite.

Dein Geist ist kristallklar. Hellwach erlebst du tiefe Stille und Reinheit.

Dein Geist vermag sich endlos auszudehnen in diese befreiende kosmische Weite und er durchdringt das tiefblaue sternendurchfunkelte All.

Du atmest Ewigkeit und Unendlichkeit.

Du erkennst dich als friedvollen Buddha in deinem göttlichen grenzenlosen Bewusstsein.

Während du deine Gedanken wieder hier am Bach im Wald eintreffen lässt, bleibst du dir dieses inneren Zustands bewusst.

Du atmest tief und ruhig.

Deine Motivation ist freundlich und liebevoll.

Genau wie die Bäume um dich herum bist du in der Erde verwurzelt.

Spüre, wie die frische erdige Naturkraft in dir hinaufströmt.

Schließlich durchspannst du mit tiefen Atemzügen kräftig deinen Körper.

Audio-Dateien für die Leser zur Entspannung oder Meditation

Magst du geführte Meditationen zum Anhören? Um zu Hause oder im Wald friedvoll zu meditieren, findest du 22 kostenlose Audio-Dateien mit verschiedenen Meditationsthemen auf meiner Website www.gabriele-rossbach.de denen du lauschen kannst. Darunter sind eine kurze und eine etwas längere Tiefenentspannung, diverse wunderschöne Bildmeditationen, aber auch Meditationen für Selbstliebe und als allgemeines Coaching. Diese kannst du dir herunterladen und auch in der stillen Natur auf dich wirken lassen, wenn du möchtest.

Zusätzlich findest du in meinem Buch „Visuelle Meditationen" tiefenwirksame und heilsame Meditationen, zum Lesen oder Vorlesen. Auch andere Yogalehrer nutzen diese meist bildhaften Meditationen gerne, weil deren Spektrum von tiefster Entspannung bis zu höchster Spiritualität reicht.

Über die Autorin

Gabriele Rossbach ist ausgebildete Pädagogin, Meditationslehrerin, Entspannungstherapeutin und Autorin. Nach Ihrem Studium erfolgte die Grundausbildung in Autogenem Training und Psychosomatik, darauf bildete sie sich im Bereich Yoga, Tiefenentspannung, Atemtherapie fort und erlernte außerdem körpertherapeutische und meditative Methoden. Sie lebt mit ihrer Familie in Aachen und leitet seit 1995 Seminare in den Bereichen Yoga, Meditation, Psychosomatik und Stressbewältigung.

Neuer Themenschwerpunkt ihrer Yoga- und Meditationspraxis ist die bewusste und liebevolle Verbindung mit der Natur.

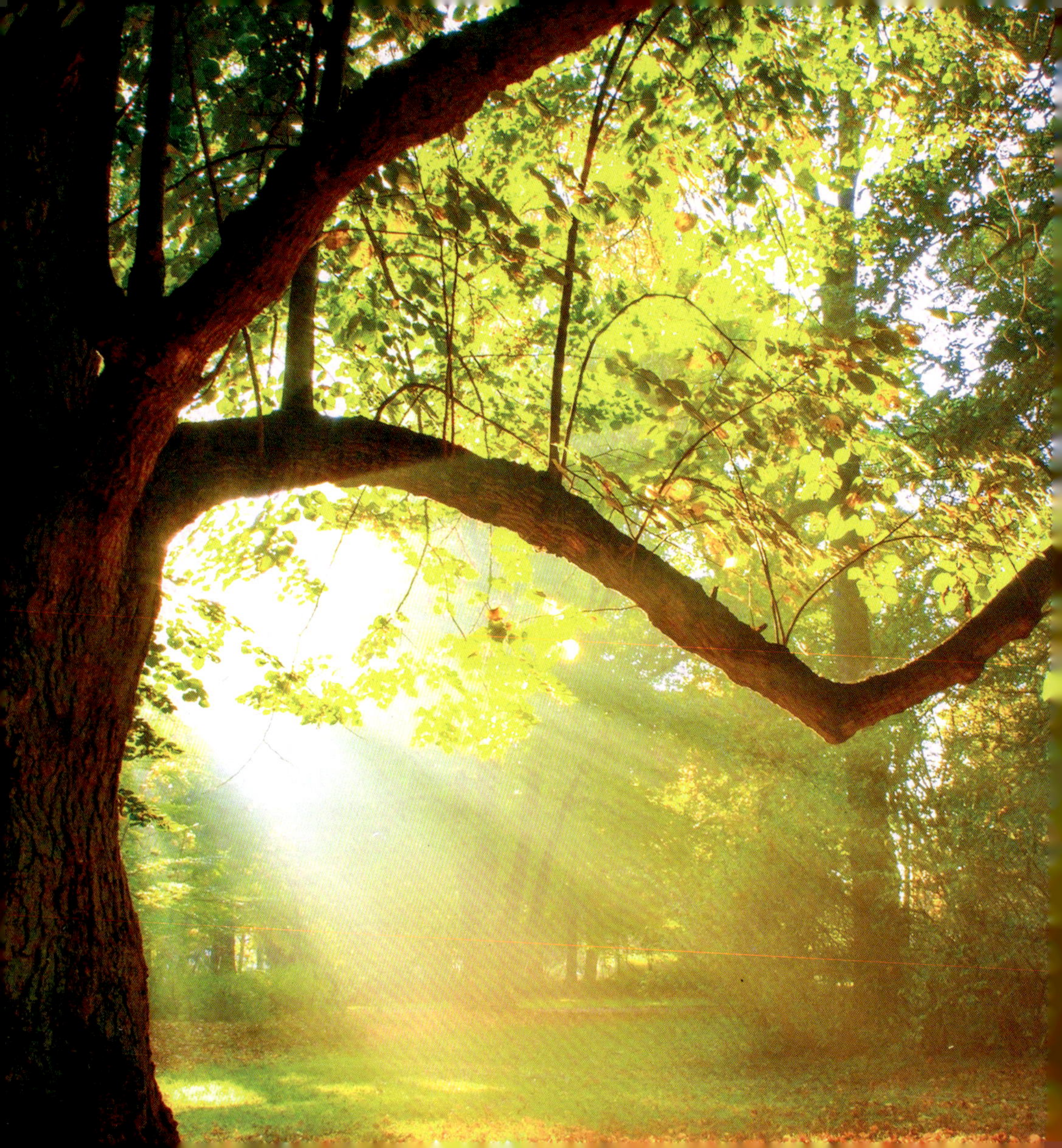

Echte Naturverbundenheit

Liebe Leserin, lieber Leser,

ich danke dir dafür, mit mir zusammen auf diese Exkursion gegangen und immer tiefer in die Natur eingetaucht zu sein.

Vielleicht hast du sogar eine neue Liebe gefunden, versehen mit einer rauen Rinde, tiefen Wurzeln und einer majestätischen grünen Krone in lichter Höhe? Was hast du empfunden im bewussten Kontakt mit einem Baum? Hast du eine Art von Kommunikation erlebt? Wenn du magst, berichte mir, wie du dich mit der Achtsamkeit und den Methoden im Wald fühlst und darüber, was du erfahren und erlebt hast. Ich freue mich sehr über deine Rückmeldung an gabriele.rossbach@freenet.de

Abschließend wage ich noch eine kleine Bitte an dich.

Bitte lass uns gemeinsam in Naturliebe mit dem Wald und mit jedem einzelnen Baum umgehen. Meine Liebeserklärung an die Bäume sieht dabei so aus, dass ich nur noch Recyclingpapier verwende, vom Druckerpapier bis hin zum Toilettenpapier. Denn für jedes andere Papier – aus Frischfasern, FSC-zertifiziert oder nicht – werden gesunde lebendige Bäume gefällt und verarbeitet (zum Beispiel für Millionen Werbeprospekte, die sofort im Papierkorb landen, etc.).

Eine andere winzige Bemühung praktiziere ich mittlerweile zu Weihnachten. Nachdem meine niedlichen kleinen Weihnachtsbäumchen im Topf nach dem Auspflanzen doch immer wieder eingegangen waren (weil zu wenig Wurzeln in den Topf passten, wie man mir erklärte), bin ich zu einem stylischen Designerbaum übergegangen, den ich jedes Jahr mit meinen Kindern neu, kreativ und fantasievoll schmücke und beleuchte.

Soweit ein paar minimale kleine Schritte des bewussten Umgangs mit den Bäumen.

Aktuell begeistert mich sehr, dass der Verlag dieses Buches, der Windpferd Verlag, als Erster meiner Verlage meiner Bitte entsprochen hat, den Text auf 100 %iges Recyclingpapier zu drucken. Das freut mich umso mehr, da Recyclingpapier für die Verlage bisher leider immer noch mit höheren Kosten verbunden ist.

An dieser Stelle daher mein ganz besonderer Dank an den Windpferd Verlag für das die Bäume verschonende Papier. Möge das Schule machen und eine vorbildliche Pionierarbeit im Verlagswesen darstellen – nicht nur für Bücher, sondern auch für Zeitschriften und Magazine.

*

Vielleicht hast du für dich etliche weitere gute Ideen, wie man Bäume verschonen kann?

Denn auch wenn marktpolitische Interessen beispielsweise am Amazonas solche Ideale vielleicht wenig berücksichtigen, sollten wir deshalb keinesfalls resignieren. Bleiben wir unserer Naturliebe erst recht treu. Lass uns im Kleinen, jeder für sich, ganz persönlich, kleine Rücksichten nehmen. Nicht dogmatisch, sondern einfach hier und da, liebevoll und aus dem Herzen heraus.

DANKE.

Nachwort: Haben Bäume Empfindungen?

Peter Wohlleben ist inzwischen ziemlich prominent – als Förster und Bestsellerautor von Büchern wie „Das geheime Leben der Bäume: Was sie fühlen, wie sie kommunizieren – die Entdeckung einer verborgenen Welt“. Damit hat er uns die Bäume nahegebracht.

Dem Waldexperten Wohlleben zufolge haben Bäume ein Gedächtnis und auch Gefühle. Er sagt, dass sie in einer Art Familienverbund leben, Freundschaften schließen und Botschaften miteinander austauschen, zum Beispiel über Düfte, die sogenannten Terpene. Zudem könnten Bäume über ihre Wurzeln elektrische Informationen senden und sich damit sogar gegenseitig vor Gefahren wie schädlichen Käfern warnen. Das „Internet“ der Bäume besteht dabei maßgeblich aus Pilzen, die meist ein verborgenes unterirdisches Dasein führen.

Bei meiner angeborenen naturwissenschaftlichen Skepsis muss ich aber zuerst selbst etwas wahrnehmen, bevor ich es glaube. Doch tatsächlich durfte ich die Wesenhaftigkeit von Bäumen mehrmals erleben, sogar recht unterschiedlich. Auf die Beschreibung davon verzichte ich hier, denn nur wenn du selbst Erfahrungen der Begegnung oder Kommunikation mit Bäumen machst, wird dich das überzeugen können.

Seit Peter Wohllebens Berichten habe ich auch keine Zweifel mehr daran, dass die Bäume meines Gartens sich untereinander kennen, vermutlich erkennen sie sogar mich. Je mehr ich den Bäumen eine gewisse Wesenhaftigkeit zuerkenne, umso mehr liebe ich sie, umso inniger ist meine Verbindung zu ihnen geworden und desto größer mein Respekt – für diese stillen, wundersamen Wesenheiten, die Bäume. Ihnen sei dieses Buch gewidmet.

Doch ganz gleich, ob man den Bäumen Empfindungen oder Wesenhaftigkeit zuerkennen mag oder nicht, die Annäherung an den Wald und an die Bäume wird in jeder Weise wohltuend, inspirierend und zutiefst heilsam wirken, sobald man sich ruhig und achtsam darauf einlässt.

Ich wünsche dir auf jeden Fall wunderschöne und bereichernde Naturerlebnisse, alles Gute, Gesundheit und Glück in jeder Hinsicht.

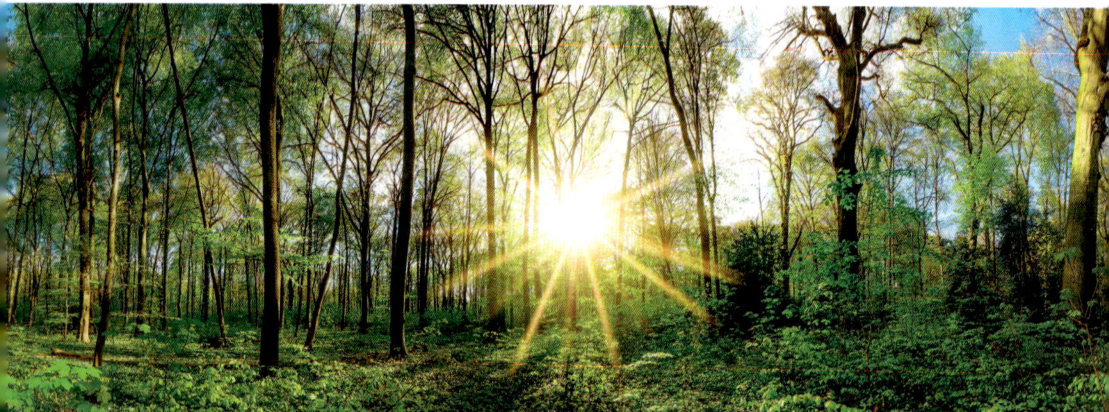